獻給所有受玫瑰斑
困擾的民眾及朋友們

content / 目錄

推薦序 ✒

┃臺灣皮膚科醫學會理事長 趙曉秋

　　玫瑰斑（酒糟，Rosacea）最早由法國 Guy de Chauliac 醫師在 14 世紀描述臨床症狀。1992 年 National Rosacea Society 成立時，玫瑰斑（酒糟）仍被認為是一種罕見疾病，但 2018 年的一項研究估計全球玫瑰斑（酒糟）的發病率超過 5%，相當於約 4.15 億人。

　　玫瑰斑（酒糟）在我當住院醫師時被認為是白種人常見的皮膚疾病，偶爾看到患者治療就是給口服四環黴素類藥物及外用 Metronidazole 治療，衛教病人要防曬、保濕及避免所有惡化因子。經由 National Rosacea Society 全面性的展開疾病介紹、媒體活動及製作患者教育資料，更將每年四月指定為 Rosacea 宣傳月，並對玫瑰斑的潛在原因和其他關鍵方面的科學研究資助研究計劃，希望可以有更好的預防、治療方式。

　　臺灣近年來也慢慢的發現病人數增加，在候診區常看到滿臉通紅、甚至紅到要出血的患者，一直搧扇子或吹手拿式電風扇。

　　成大李玉雲教授也舉辦病友會及衛教演講，分享臨床經驗及治療成果，李教授及徐嘉琪醫師收集臨床病例發表 Carvedilol 治療玫瑰斑紅斑和潮紅。黃輝鵬醫師更精心研究蠕形蟎蟲的生活史，提出兩種創新檢驗蠕形蟎蟲的方法，更努力分享給皮膚科同儕，達到好的評估蠕形蟎蟲量。

這幾年透過演講、研討會、衛教活動和社群媒體，讓皮膚科醫師和玫瑰斑患者認識玫瑰斑的相關議題和治療。臺灣皮膚科醫學會也召開共識會議，希望能制定適合臺灣病友的治療流程。

　　臺灣青春痘暨玫瑰斑協會於 2022 年 5 月 1 日成立，期望提供民眾正確且全面的相關知識，邱品齊理事長及許仲瑤秘書長此次更結合十七位資深皮膚科專家，由不同面向提供醫師及病友更瞭解玫瑰斑（酒糟）的診斷、治療和衛教。

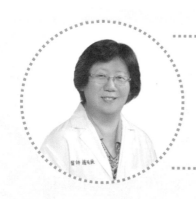

臺灣皮膚科醫學會 理事長

趙曉秋

　　當了 37 年的皮膚科醫師，不管是在教學醫院或診所，都常遇到以「臉紅」為主訴來就醫的人。

　　在早年對玫瑰斑（酒糟）研究還沒有那麼廣泛和清晰時，臉紅大致被歸為幾類：

（一）需進一步抽血甚至切片檢查的自體免疫病，例如紅斑狼瘡或皮肌炎。

（二）與內分泌有關，例如甲狀腺亢進。

（三）原本就有反覆發作的皮膚發炎，例如青春痘及紅痘疤使用A酸所造成的刺激性皮膚炎，脂漏性皮膚炎，異位性皮膚炎，日光敏感性皮膚炎等等，在長期使用類固醇後，停用又反彈的「類固醇上癮症狀」。

（四）以上皆非，只是曬太陽、喝熱湯、吃辛辣、洗熱水、跑步、運動、緊張，臉就紅熱乾繃刺，像是「喝了酒一般」，有時出現丘疹膿皰，通常就被診斷為「酒糟」。

　　2016 年皮膚科醫學會首次成立「酒糟診斷及治療共識小組」，曾就各個面向做廣泛的探討。其中很特別的是李玉雲教授和黃輝鵬醫

師分別提到：以「降血壓藥」和「抗疥蟲藥水」來治療玫瑰斑的臨床觀察。但當年醫界潮流對於「診斷根據」和「治療方法」的諸多討論考量後，暫時擱置共識論述。

直到 2022 年在趙曉秋理事長決議下，由我和許仲瑤醫師邀集國內各醫學中心和診所的多位皮膚科以及一位眼科專家醫師們，經過多次密集討論，共識投票，及兩次大型演講會後，作成了台灣皮膚科醫學會玫瑰斑（酒糟）診療共識，同時印發手冊給全體皮膚專科醫師，作為診療指引參考。

而這本書的催生則是在邱品齊醫師和許仲瑤醫師成立了「台灣青春痘暨玫瑰斑協會」之後，決定再接再厲將「共識手冊」發揚光大，寫成淺顯易懂的科普書籍，適合所有對玫瑰斑有興趣的讀者，不論是醫師、醫學生、護理人員，或相關的美容業者、患者木人，都可以從中獲益。

在本書中，可以看到邱品齊醫師延續了李玉雲教授的多年呼籲，將酒糟正名為玫瑰斑的論述，接著講述最新的診斷依據，因為和所有疾病一樣，唯有正確的診斷才可能有最合適的治療計劃。

再由許仲瑤醫師講述玫瑰斑造成的身心問題與生活壓力，呈現病患「被警察攔檢酒測」的尷尬和無奈。以及多位專家醫師分別論述了致病機轉與誘因、鑑別診斷、可能的共病、特殊的玫瑰斑類別，以及各種治療方法、保養及日常生活平衡之道。

本書值得一提的還有兩個部分，其一是黃輝鵬醫師投入十年研究毛囊蟎蟲與玫瑰斑的關係，發現對特定病人而言，毛囊蟎蟲的數量檢測及正確的投藥，能使玫瑰斑的治療更精準有效。另一是眼科葉龍坤醫師闡述眼玫瑰斑和眼蟎蟲，提醒讀者和皮膚科醫師及早轉診至眼科專家，檢測有無及治療玫瑰斑的眼部併發症。

　　雖然玫瑰斑似乎是人類疾病裡的一個「小病」，但人原本小時候自然美麗的臉怎麼會變成不堪承受的紅臉呢？醫者以科學的方法深入去探究每一個皮膚的細胞成員，毛囊叢林裡的微生物，捍衛皮膚屏障的免疫細胞，千絲萬縷與精神意念牽連的神經血管，似乎每個環節都有可能出了什麼差錯，希望從當中找到解方。

　　然而經過一段時間的治療，醫病雙方終將體認，每個人都需要為自己負責，要回歸自然平衡的生活方式，才能回復本有的自癒能力，在各種小波折中維持「臉色」穩定，這有一定的邏輯也是生活的藝術！

　　這一本書的誕生，是經過眾多醫師專家，分工辯證合作完成，帶給閱讀中文的皮膚科學界的助益，我想會是長而遠的。

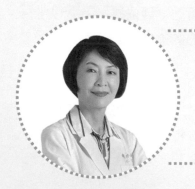

臺灣皮膚科醫學會 理事

楊麗珍

Chapter

01

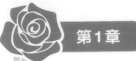
Rosacea 相關名稱演進

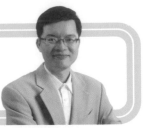

邱品齊美之道皮膚科診所 邱品齊 院長

「了解病名與準則的演變，可以讓你看懂過去，更可以讓你看清未來。」

這本書想要討論的重要皮膚疾病英文名稱是「Rosacea」，看這名稱感覺好像跟「Rosa（薔薇屬）」或是「Rose（玫瑰花/玫瑰色）」有點關聯。但大家最常聽到的中文病名卻稱為「酒糟」，這兩者的感覺落差真的有點大，為什麼會造成這樣的狀況呢？在進一步了解細節之前，就讓我先跟大家說明一下病名的由來。

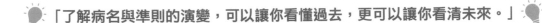

名稱演進（西方醫學）

Rosacea在西方的醫學描述，最早可以追溯自14世紀法國醫師Guy De Chauliac使用"Goutterose"來說明：「在臉上，特別是在臉頰與鼻部產生的紅色病灶」，在法語這名稱意指「粉紅色小水滴（Pink droplet）」。而現在法文中以Couperose形容Rosacea，也就是源自於此。到了15與16世紀，疾病名演變為"Gutta rosea"或"Gutta rosacea"。而"Gutta"這詞在拉丁文是意指「水滴狀」，現在英文"Guttate"這詞就是字源於此。而在文藝復興的年代有一位義大利的畫家Domenico Ghirlandaio

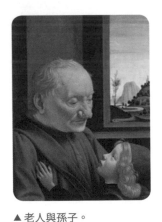

▲ 老人與孫子。
（圖：https://en.wikipedia.org/wiki/An_Old_Man_and_his_Grandson）

（1449–1494），在他知名畫作An Old Man and his Grandson（Ritratto di vecchio con nipote）中就有把Rosacea的鼻瘤表現生動地描繪出來。

Rosacea 的字源，在拉丁文中是形容「玫瑰花或是玫瑰色」的意思，由以上線索可以得知，這皮膚病在西方皮膚醫學主要是以臨床型態學上的特色表現來描述，並著重於顏色的表徵，也就是臉上產生粉紅色（玫瑰色）斑塊（丘疹）病灶的意思。在 19 世紀初期，曾經有一段時間 Rosacea 跟痤瘡（Acne）搞混，被稱為"Acne rosacea"。這樣的狀況一直延續到 19 世紀末到 20 世紀初期，經過許多皮膚科醫師的觀察研究發現這兩種疾病是不同的，於是就將兩者分開。現今"Acne rosacea"這名稱已經不再被使用，Rosacea 也就單獨成為疾病名。

在早期許多人們認為這疾病跟過度喝酒有關，從民間把 Rosacea 稱為"Pustule de vin（葡萄酒）"或"Pimples of wine"可以看出端倪。一直到 18 世紀後期，奧地利皮膚科醫師 Joseph Jakob Plenck（1738 – 1807）提出喝酒並非造成 Rosacea 的絕對原因，從此就開啟了 Rosacea 多源誘因的研究與討論。

名稱演進 (東方醫學)

在瞭解西方醫學針對 Rosacea 的歷史演進之後，接下來我們來認識東方醫學對於這皮膚病的想法。以目前流傳下來的醫學典籍中，隋代太醫博士巢元方等人於大業六年（公元 610 年）奉敕編著的《諸病源候論》，其中《面體病諸侯》章節中《酒皶候》就有提到此疾病是「由飲酒熱勢衝面而遇風冷之氣相搏所生，故令鼻面生皶赤皰匝匝然也。」而在其他相關醫書典籍上還有提到「齇鼻」、「皶鼻」、「鼻齇」、「鼻赤」、「酒齇」、「酒皶鼻」、「酒齇鼻」、「酒齇鼻」等，其所指的都是類似的問題。

以上名稱中的「皻、皶、䶔、齇、瘥」都是相似的意思，都念成「ㄓㄚ」，也就是強調在臉上（以「皮」為部首）或是在鼻部（以「鼻」為部首），於喝酒後會產生密集泛紅疙瘩的皮膚表現。由於古體字筆劃較多並不易書寫，於是後續就衍生出「酒糟鼻」或「酒渣鼻」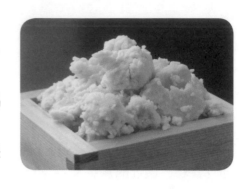等稱呼。但由於這疾病的表現並不只侷限在鼻部，於是俗稱為「酒糟」或「酒渣」，就成為目前最常見的病名。但這樣的名稱反而偏離了古代典籍中所描述的意義，因為「酒糟」的字義其實是指使用米、麥等穀物釀酒後剩餘的渣滓，也稱為「酒渣」，跟「酒粕」是同義詞。

由此可以看出，無論是「糟」或「渣」都跟原本疾病表現寓意不同，而且也無法跟皮膚或鼻子產生關聯性。此外，字音從「ㄓㄚ」變成「ㄗㄠ」，也很容易造成臨床說明上的誤解。此外「酒皶」本義也跟「紅糟」無關，「酒皶」是指一種具有泛紅特色表現的臉部皮膚病；而「紅糟」則是一種以紅麴米和糯米為主要原料，在釀製紅麴酒過程中榨去酒液經過篩濾後所剩下的酒糟，擁有紅色色澤跟獨特的酒香和微酸，是一種具有地方特色的調味品。

目前除了在日本還稱呼 Rosacea 為「酒皶（酒さ）」之外，在台灣常見的稱呼是「酒糟」或「酒渣」，此外在華人區域還有酒渣疹、酒糟性皮膚炎、酒渣性痤瘡或玫瑰痤瘡等稱呼。但後面這些名稱很容易跟其他皮膚疹、皮膚炎或痤瘡搞混甚至造成誤解，還是建議少用為宜。

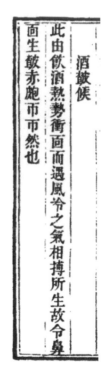

酒皶候

此由飲酒熱勢衝面而遇風冷之氣相搏所生故令鼻面生皶赤皰帀帀然也

元代醫學家朱震亨於 1347 年所論述纂輯的《丹溪心法》中有提到：「酒瘡者，此皆壅熱所致。夫肺氣通於鼻，清氣出入之道路……又有肺風不能飲而自生者，非盡因酒瘡耳。」，由此可見在當時已經認為這疾病並非全然由飲酒而生，還存在肺風等誘因。在明代外科學家陳實功於 1617 年編撰成書的《外科正宗》中更說道：「肺風、粉刺、酒皶鼻，三名同種……總皆血熱鬱滯不散，所謂有諸內行諸外」，由此可見跟傳統中醫認為「肺主氣，司呼吸，開竅於鼻」與「肺主一身之表，主皮毛」有關。由以上資料可得知在東方傳統醫學文獻中就已經對這疾病有不少的論述與說明，而且時間上比西方醫學還早。

東西方觀點異同比較

綜觀東西方醫學對於 Rosacea 的觀察其實是類似的，有以下幾點共通處：

1. 是以臉部與鼻部發紅或同時伴隨紅色反疹為核心概念。
2. 有觀察到疾病的可能誘因之一是「喝酒」，但並非唯一或絕對誘因。
3. 有觀察到在臨床上跟粉刺與痤瘡是需要做鑑別診斷。
4. 都是由型態上來命名，西方取其顏色特徵而東方取其型態特色來命名。

有點比較大的差異是，在西方醫學描述這疾病主要只有 Rosacea 一詞。但在東方醫學的中文病名，則因為時代演進而變化出相當多的別名，而且現在常用的病名跟原本古籍上稱呼也有些落差。甚至在台灣、香港、澳門、大陸以及日本，對於 Rosacea 的中文病名也有不同的習慣稱呼。

在台灣，「酒糟」這名稱大家很常聽到，然而有不少民眾在聽到這病名時，常會聯想到跟喝「酒」有關；而且發生這疾病會常被告知是無法根治，感覺就很「糟」，甚至造成心理很大的壓力以及醫病溝通上的誤會。而我們現在已了解酒糟的誘發跟喝酒沒有絕對關係，而且酒糟一詞跟原本的語源意義也不一樣。為了避免民眾誤解以及患者被汙名化，於是建議變更成更適切的名稱會較佳。成大醫院李玉雲教授在 2005 年發表於《中華皮膚科醫學雜誌》的一篇文章「玫瑰斑（酒渣 Rosacea）：臨床診斷、致病機轉及治療之探討（Rosacea：Clinical Aspects, Pathogenesis and Treatment）」，其中就使用「玫瑰斑」當作譯名。

經過 10 多年的衛教推廣以及這幾年的媒體宣傳，「玫瑰斑」這名稱則有慢慢取代酒糟的趨勢。以眾多的中文名稱來看，「玫瑰斑」算是最為接近原始語意，並且可以與「酒」跟「糟」兩字脫鉤，而且還可以直接表達出臨床上的常見特徵。但因為考量到新名稱的正式使用還需要一段時間，目前建議先將「玫瑰斑」列為主要中文譯名，其他如酒糟、酒渣等慣用名稱，則一起列為參考別稱。於 2022 年甫成立的「台灣青春痘暨玫瑰斑協會（Taiwan Acne and Rosacea Society）」也就採用「玫瑰斑」當作 Rosacea 的正式譯名。

　　臺灣皮膚科醫學會即將釋出最新版的「Rosacea 診斷與治療指引」，其共識小組成員也建議調整 Rosacea 的中文譯名為「玫瑰斑」，後續可採並列或取代原本「酒糟」與「酒渣」的稱呼。於 2022 年 8 月 7 日，由臺灣皮膚科醫學會所主辦的「Rosacea 玫瑰斑繼續教育活動」共識會議中，也有超過八成比例的與會者贊同「玫瑰斑」一詞的推廣與使用。就像在 2008 年，政府有關單位為了保護患者人權以及去汙名（標籤）化的努力，正式將「癩（痲瘋）病」更名為「漢生病」。如果後續可以在大家的持續努力與爭取之下，逐漸改用較為中性描述的「玫瑰斑」來取代容易產生誤解與負面意涵的「酒糟」與「酒渣」，的確是美事一樁。雖然更名過程千頭萬緒並非一蹴可及，而且還有許多需要調整變更的地方。然而孔子說：「必也正名乎！」，期許 Rosacea 的中文名稱在不久的將來也有機會正名成功。

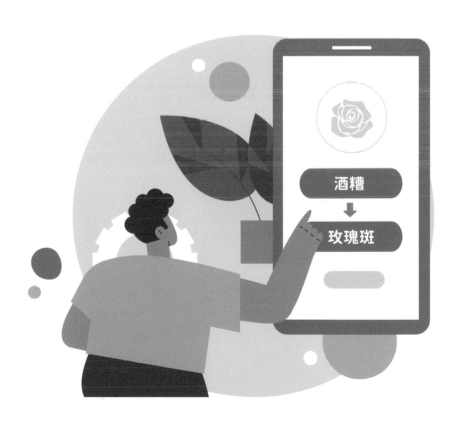

Chapter

02

第2章

玫瑰斑最新臨床診斷標準

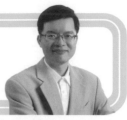

邱品齊美之道皮膚科診所 邱品齊 院長

在了解「玫瑰斑」的中文名稱演進後，接下來的重點就是我們要如何診斷這疾病。雖然玫瑰斑最早在西方醫療被紀錄下來到現在已經有幾百年的歷史，但在這段期間主要還是停留在型態學上的描述分類居多。一直到了 2002 年，美國 National Rosacea Society（NRS）在 Journal of the American Academy of Dermatology 所發表的文章中，才開始擬定玫瑰斑在臨床上的診斷依據。在這個版本的診斷標準中，只要患者發生臉部短暫泛紅（Flushing）、持續泛紅（Nontransient erythema）、丘疹與膿皰（Papules and pustules）以及血管擴張（Telangiectases）四種表現其中一種，就可以診斷為玫瑰斑。但由於這些臨床表現在其他皮膚疾病也很常發生，於是很容易導致診斷上的混淆或誤判。**而這四種表現中最為重要也最具特色的應該是「臉部持續性發紅」**，如果將其他三種表現也一起放在同樣的診斷位階，就很容易造成鑑別上的困擾。

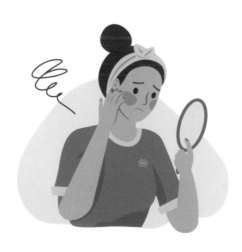

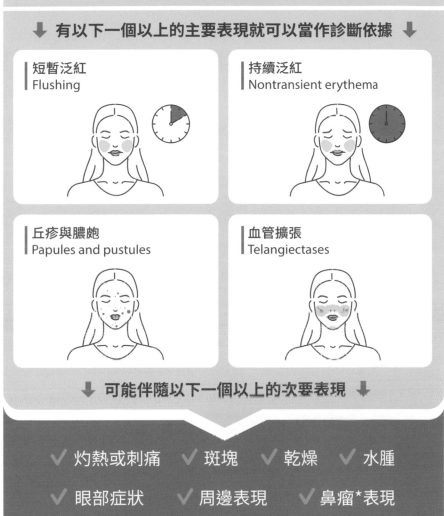

◆ NRS 玫瑰斑診斷依據 (2002) ◆

⬇ 有以下一個以上的主要表現就可以當作診斷依據 ⬇

短暫泛紅
Flushing

持續泛紅
Nontransient erythema

丘疹與膿皰
Papules and pustules

血管擴張
Telangiectases

⬇ 可能伴隨以下一個以上的次要表現 ⬇

✓ 灼熱或刺痛　　✓ 斑塊　　✓ 乾燥　　✓ 水腫

✓ 眼部症狀　　✓ 周邊表現　　✓ 鼻瘤*表現

* 原本 Phymatous 主要意指皮膚腫塊變化，可以發生在下巴、額頭、臉頰、眼瞼及耳朵，但常見的是鼻瘤 (或稱為鼻贅) (Rhinophyma) 表現，於是後文皆會以鼻瘤表現當作譯詞。

　　此外，NRS 利用這樣的診斷依據將玫瑰斑臨床表現主要分類為四種亞型（Subtypes），分別是**紅斑血管擴張型**（**Erythematotelangiectatic**）、**丘疹膿皰型**（**Papulopustular**）、**鼻瘤型**（**Phymatous**）以及**眼部型**（**Ocular**）。

- **紅斑血管擴張型**：在中臉突出部位產生短暫泛紅以及持續泛紅的狀況，可以同時伴隨或不須伴隨血管擴張。

- **丘疹膿皰型**：在中臉突出部位產生持續泛紅並合併發生丘疹或膿皰。

- **鼻瘤型**：主要在鼻部產生不規則結節、皮膚增厚與變大，也可以發生在下巴與額頭等其他部位。

- **眼部型**：眼睛產生異物感、灼熱或刺痛感、癢感、對光線敏感、視力模糊、鞏膜產生血管擴張、眼瞼緣產生血管擴張與眼周水腫等。

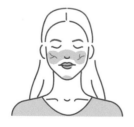
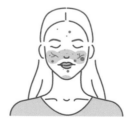
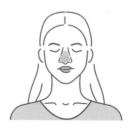
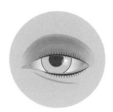

紅斑血管擴張型　　　丘疹膿皰型　　　　鼻瘤型　　　　　眼部型

表現型分類

NRS 提出的玫瑰斑分類依據在學術界使用了十幾年，近年來開始有醫師提出質疑，認為這四種型態在症狀表現上其實常有高度重疊性。也就是說，無論是哪一種亞型的狀況，都可能合併持續性臉紅表現；此外，眼部型玫瑰斑也常常跟其他亞型合併出現。因此在 2017 年 the global ROSacea COnsensus （ROSCO） panel 組織就提出以表現型（Phenotype）作為新的診斷分類標準。依據當時會議皮膚科與眼科醫師共同組成專家小組的共識投票決議，將臨床診斷依據分成**特徵表現（Diagnostic feature）、主要表現（Major feature）以及次要表現（ Minor / secondary feature）**三個階層。

疾病診斷要件

診斷依據

特徵表現　　只要出現一種表現就可以診斷玫瑰斑

主要表現　　如果沒有特徵表現，需要兩種以上的主要表現才能懷疑玫瑰斑

次要表現　　只能當作與特徵以及主要表現合併發生的非特異性徵候與症狀

其中**特徵表現包含：在中臉部位產生持續泛紅表現且會由於各種潛在誘因造成突發惡化情形，以及鼻瘤症狀。**當臨床醫師觀察到以上兩者之一，就可以診斷玫瑰斑。若只是在中臉突出部位出現短暫、反覆泛紅、丘疹膿皰、血管擴張或特定眼部症狀等主要表現，則需要兩種表現以上才能夠懷疑是玫瑰斑，而且還需要經後續追蹤確認。至於皮膚灼熱感、刺痛感、水腫、乾燥以及各種非特異性眼部表現，則是被列為次要表現，無法當作主要診斷使用。

ROSCO 玫瑰斑診斷依據(2017)

特徵表現	主要表現	次要表現
在中臉部位產生持續泛紅表現且會由於各種潛在誘因造成突發惡化情形	在中臉部位產生短暫性反覆泛紅	皮膚灼熱感
鼻瘤表現	發炎丘疹膿皰	皮膚刺痛感
	血管擴張	水腫
	眼部症狀:	皮膚乾燥感
	• 眼瞼緣血管擴張 • 眼瞼炎 • 角膜炎/結膜炎/鞏膜角膜炎	

2017 年 ROSCO 發表以表現型為診斷依據之後,同年 NRS 也修訂了新的診斷標準,採用 ROSCO 的診斷標準為主軸並加註補充說明。其中最大的不同點是將眼部表現依照特異性高低分成主要與次要兩大類。雖然在皮膚以及眼部表現中,各種非特異性的次要表現無法當作診斷依據,但由於可以協助判斷疾病嚴重度以及提供鑑別診斷線索,對於臨床醫師來說還是有其參考價值。於是 2017 年 NRS 更新版本,就成為近年來國際上最常被提及的診斷依據。

NRS 修訂版玫瑰斑診斷依據 (2017)

特徵表現	主要表現	次要表現
兩者之一就可以診斷玫瑰斑	兩者以上的主要表現或許可以考慮是玫瑰斑	只能當作參考表現無法就此直接診斷玫瑰斑
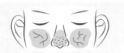		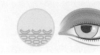
在中臉固定的部位產生持續泛紅表現且會由於各種潛在誘因造成突發惡化情形	反覆性長時間泛紅	皮膚灼熱感
	發炎丘疹膿皰	皮膚刺痛感
鼻瘤表現	血管擴張	水腫
	眼部症狀：	乾燥表現
	• 眼瞼緣血管擴張 • 眼瞼間結膜充血 • 蠶型角膜浸潤 • 鞏膜炎與鞏膜角膜炎	眼部症狀： • 睫毛根部有環形堆積物 • 眼瞼邊緣不規則 • 淚液功能異常

　　另外值得注意的是 2019 年 ROSCO 又再次進行了診斷依據的更新，將玫瑰斑的臨床表現區分成皮膚表現以及眼部表現。這樣的改變除了表示對於眼部玫瑰斑的診斷重視之外，也凸顯出目前玫瑰斑在診斷依據上還是有很多討論空間以及未定之處，並非最終結論。而且依照現行的診斷依據只能診斷出已經有明顯表現的玫瑰斑，對於初期表現者或是變異型的玫瑰斑，想要能早期診斷還是不太容易。此外，鼻瘤型的玫瑰斑大多屬於紅斑血管擴張型以及丘疹膿皰型玫瑰斑的後期表現，雖然鼻瘤被視為特徵表現之一是沒有問題，但這樣卻很容易忽略整個疾病常見的慢性泛紅與發炎的演進過程。

此外玫瑰斑在臨床表現上還可以分成有前驅症狀（Prodrome）以及無前驅症狀兩種。有前驅症狀者通常都有遺傳與體質因素，常會發現家族成員或是兄弟姊妹就有慢性臉紅的狀況。此外這些案例經常在孩童時期，臉就容易因為環境誘因而造成泛紅，像是上體育課、處在悶熱的環境、喝熱飲（湯）或是曬太陽。而且臉部泛紅的情形相較於其他人較常發生，發生後也較難退去，所以常常會被別人說是「蘋果臉」。

　　到了青少年時期，如果又有合併嚴重青春痘或慢性臉部皮膚炎，就更容易誘發持續性臉部泛紅，而落入玫瑰斑的疾病狀態。這類有前驅症狀的案例通常是有體質與遺傳因素，要根治的困難度比較高。

　　另一類型的案例是先前沒有發生前驅症狀，而是在某次強烈皮膚受刺激後受損就回不來原本健康狀態。也就是說這類案例本身皮膚的耐受餘裕就不是很大且處於臨界狀態，平時只要風平浪靜、好好呵護，皮膚是沒有問題。

　　然而一旦遭受嚴重曬傷、過度去角質、強烈接觸性皮膚炎、長期使用外用類固醇、長期與熱源接觸、慢性日曬、工作常處於悶熱不透氣的環境、長期使用磨砂膏、藻針美容、酸類換膚或是長期過度接受醫美光電處理等，就容易造成突發泛紅不退的狀況。還好只要皮膚受傷程度不嚴重，能早點將誘因移除並加以正確治療並讓皮膚休養，通常預後還不錯，甚至被誘發的玫瑰斑有可能根治。

從亞型到表現型

　　回顧近年來的診斷依據演進，診斷核心概念從亞型分類變成表現型分類是合理的，針對疾病治療也會更方便。於是臺灣皮膚科醫學會（TDA）玫瑰斑共識會議之診斷依據整體架構就大致參考 2017 年 NRS 修訂版本以及

2019 年 ROSCO 版本，並加上註釋作為補充說明，以方便臨床診斷時使用。診斷依據是以玫瑰斑皮膚表現為主，並加上眼部主要以及次要表現為輔。當皮膚科醫師詢問病史後發現患者有相關眼部症狀，建議進一步轉介給有經驗的眼科醫師做後續診斷與治療。

臺灣皮膚科醫學會玫瑰斑共識會議之診斷依據 (2022)

特徵表現

兩者之一就可以診斷玫瑰斑

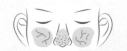

在中臉固定的突出部位*產生持續泛紅表現且會由於各種潛在誘因造成突發惡化情形

鼻瘤表現

主要表現

兩者以上的主要表現或許可以考慮是玫瑰斑

在中臉固定的突出部位*出現反覆性長時間泛紅

發炎丘疹膿皰

血管擴張

眼部症狀：

- 眼瞼緣血管擴張
- 眼瞼間結膜充血
- 鏟型角膜浸潤
- 鞏膜炎
- 角膜炎
- 前葡萄膜炎

次要表現

非特異性的次要表現並無法當作診斷依據但常與特徵表現與主要表現一起發生

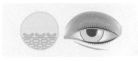

皮膚灼熱感

皮膚刺痛感

水腫

皮膚乾燥感

眼部症狀：

- 睫毛根部有環形堆積物
- 眼瞼邊緣不規則
- 眼瞼緣炎
- 反覆麥粒腫或霰粒腫
- 結膜炎
- 畏光、異物感與灼熱刺癢感
- 淚液功能異常
- 瞼板腺功能異常

* 干字區域：常呈現一字型（雙臉頰）、十字型（雙臉頰、鼻子與下巴）或干字型（雙臉頰、眉心、額頭、鼻子與下巴）表現

　　目前在疾病診斷上主要是用表現型來說明，但在未來的分類有應該會導入**誘因型**（**Trigger type**）、**病因型**（**Pathogenic type**）**或是分子機轉型**（**Endotype**）來分類，因為這樣不但可以治標更可以治本。玫瑰斑之所以會變成慢性病，常常就是由於惡化誘因持續發生，造成皮膚慢性發炎一直處在惡性循環狀態無法脫離，最後就會造成表皮、真皮、末梢神經甚至血管活性異常敏感的表現。不同的誘因也代表著不同的病因以及不同的致病機轉，就如同下圖所示。

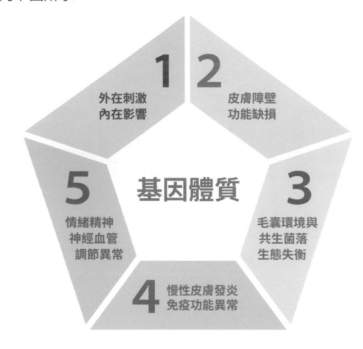

　　這幾年異位性皮膚炎與乾癬都慢慢進入免疫分子診斷分類以及精準治療的領域，各種的生物製劑以及小分子藥物也相應而生而達到很好的治療效果。雖然目前玫瑰斑還沒有很明確的生物標記物（Biomarker）或是病理切片表現可供診斷與追蹤，主要還是藉由臨床各種皮膚以及眼部的表現來診

斷,相關檢查則是為了排除其他疾病所使用。然而玫瑰斑的誘因很多、病因也很複雜,如果之後可以有更精準的分類依據對於臨床上的治療會更有幫助,也可以提高治癒率。

總結

大致上來說,玫瑰斑是以中臉凸出部位呈現反覆或持續泛紅為核心表徵,有不少患者從小就出現臉部容易泛紅的狀況,而且每位患者誘發臉部泛紅的原因以及個別病程也都不盡相同,所以多注意觀察臨床小細節,並輔以檢測、追蹤、鑑別與預防是很重要的,早期發現、早期治療是提高玫瑰斑治療預後的關鍵要素。至於無論是以前的亞型分類或是現在的表現型分類,其實只是從不同角度來剖析玫瑰斑的臨床表現,兩者並不會互相衝突,甚至可以相輔相成。

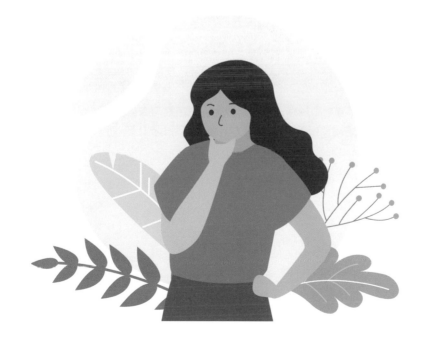

最後還有一點需要提醒大家，目前玫瑰斑診斷依據主要是針對膚色分類（Fitzpatrick skin type) 第 I 到第 IV 型為主，至於第 V 與第 VI 型深膚色或偏黑膚色狀況下要判斷泛紅會有難度，於是並不太適用。而在這狀況下要診斷玫瑰斑則需要藉助其他主要或次要表現，甚至是皮膚鏡或皮膚切片來輔助幫忙。這些年來有關玫瑰斑的診斷、分類、衛教與治療都有突飛猛進的發展，之後如何結合基因檢測、共生微生物群相（ Microbiota ） 分析、非侵入性數位影像分析、血液生物標記檢測以及分子機轉型分析，來進行臨床上各種玫瑰斑的病因分類與相應治療，則是相當值得大家拭目以待的新發展。

Fitzpatrick 膚色分類

類別	外觀	晒後特性	黑色素含量	紫外線抵禦力
I	藍眼金髮白皮膚	總是晒傷不會晒黑	少	弱
II	偏白皮膚	容易晒傷不易晒黑		
III	偏黃皮膚	晒傷後會變黑		
IV	偏棕色皮膚	不易晒傷容易晒黑		
V	棕黑色皮膚	很少晒傷極易晒黑		
VI	黑色皮膚	不會晒傷總是晒黑	多	強

註：共分成六型，也就是皮膚對於陽光照射之後產生晒傷或晒黑反應的不同來分類，這差異主要是跟皮膚的黑色素含量高低不同有關。西方人種主要是 I 及 II 型，而東方人種分布於 II ~ V 型。

Chapter

03

第3章

玫瑰斑造成的
身心問題與生活壓力

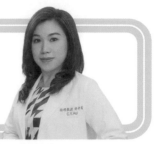

基隆長庚紀念醫院皮膚部 許仲瑤 主任

玫瑰斑好發年齡從青春期開始，又以中壯年族群為主，女性多於男性，各性別及年齡層所承受的身心問題與生活壓力都不同。

臉部容易潮紅、持續性紅斑，特別是臉頰、鼻頭、額頭及下巴，並可見微血管擴張，是玫瑰斑最常見的症狀，也可能伴隨丘疹及膿皰，就像是青春痘，引起皮膚腫、痛、癢的不適；少數會引起眼結膜發紅、刺痛感，或是鼻頭紅腫。

病灶部位出現在臉部的病患，所承受壓力最大，常造成非常大的困擾，更有研究發現，各種顏色的斑點中，紅斑對病患的身心影響最大，其次才是黑斑、白斑；醫師臨床觀察發現，高達四成的玫瑰斑病患，患有憂鬱、焦慮的情形。

對於正值青春洋溢，但心理層面卻尚未成熟的青少女、青少年來說，容易因外表被同儕嘲笑而感到自卑，害怕受到排擠、被討厭、擔心人緣不好；出社會後的上班族，常會被同事過度關心、閒言閒語而感到困擾，甚至影響社交生活；而擔負家計重擔的中年族群，常因工作及生活壓力，讓症狀更加惡化，焦慮情緒也使病情反覆發作，生活品質大幅下降。

對男性而言，玫瑰斑發作時，外觀很像是喝醉了酒，最大的困擾就是常被警察誤以為酒駕，而執行酒測攔檢，不堪其擾。

　　玫瑰斑病患常在某些情況下病情復發或惡化，例如：日曬、風吹、悶熱、劇烈運動、緊張情緒、生活壓力、類固醇乳膏、吃熱或辣的食物，以及含酒精的飲料等。新冠疫情影響下，雖然戴口罩可以遮掩病灶，但是悶熱不通風的環境，卻也導致病情惡化。

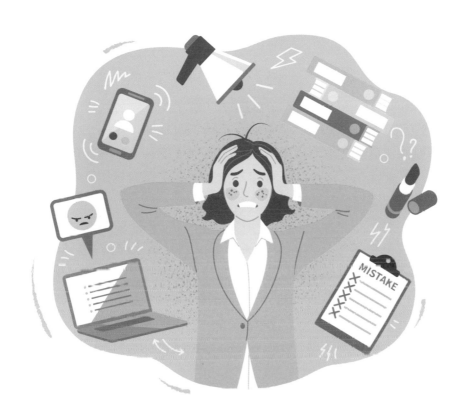

　　這個不能吃、那個不能做的生活壓力，也都不利玫瑰斑病情的控制。對於玫瑰斑患者而言，規律的生活作息尤其重要，避免晚睡熬夜、日夜顛倒的作息，也要減少過度的情緒波動，緊張、焦慮都會造成病情惡化，可以補充維生素 B12 對情緒健康有幫助，也可試著練習瑜伽放鬆，調整身心平衡。

● 日常飲食

日常飲食部分，建議以清淡飲食為主，可以多攝取富含抗氧化營養素的蔬果，以及豐富 Omega-3 的魚類、堅果類，避免生飲生食預防幽門桿菌感染，維持健康腸胃道的微生物群，可以幫助減少病情的復發。另外，減少可能惡化症狀的刺激食物，例如：醃漬、加工食品，以及酒精、咖啡、茶、甜食、乳製品等。

● 運動習慣

在運動方面，盡量避免戶外曝曬的活動，如打球、爬山、泡湯，高溫及流汗都會使病情更加惡化，建議以溫和的室內活動為主，盡量待在冷氣房，可以到健身房跑跑步，或是游泳也是不錯的選擇。還有記得不要刻意化濃妝遮瑕，卸妝時過度摩擦也有可能是誘發因子。

玫瑰斑是一種慢性長期的皮膚疾病，皮膚狀況會隨著許多因素時好時壞、反覆發作，坦然接納有點缺陷的自己為上上策，千萬不要過度焦慮、憂慮，也不要心急追求根治的方法。但絕對不是要你放棄治療，只要頻繁回診、好好與醫師討論正確用藥，並且避免讓病情惡化的誘發因子，一步一步慢慢來，就能夠與疾病和平共處，在日常生活中找回身心的平衡。

Chapter

04

玫瑰斑致病機轉與誘因

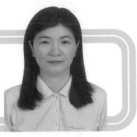

臺北醫學大學附設醫院皮膚科 蔡秀欣 主治醫師

　　為什麼原本正常的皮膚會變成有玫瑰斑呢？到目前為止，各國的專家們還沒有找到單一的原因足以解釋玫瑰斑到底是怎麼產生的。玫瑰斑被全世界公認是多種原因共同導致的慢性發炎性皮膚疾病，也就是說，並沒有特定的方法或藥物可以徹底的治癒這個疾病。筆者統整各國對玫瑰斑的共識文獻，**在玫瑰斑的致病機轉的敘述，大致可以分類為四大部分。簡單來說，某些特殊體質的病人的臉部，因為遺傳體質的關係，原本就有免疫失調和神經血管反應失衡的傾向，在外在的誘因刺激之下，引發了皮膚的先天免疫系統的發炎反應並自我增強，或者開啟了皮膚上的鈣離子通道，誘發血管擴張、皮膚發紅、灼熱和刺痛感等等皮膚的表現。**

　　以下將玫瑰斑致病機轉分成上述的四個部分詳細的說明，為了更好理解，我們要先講免疫失調的部分，主要是臉部皮膚先天免疫系統的失調。

　　人類的免疫系統可以大分為兩個部分：先天免疫系統（Innate immune）與後天免疫系統（Adaptive immune）。所謂的先天免疫系統，指的是與生俱來，可以保護人體對抗大部分外來的細菌或病毒等等的入侵，可以快速將「侵入者」就地正法。這個系統有點像是大街小巷到處遍布的監視器，加上守望相助的住戶，民間的警衛和派出所的員警，涵蓋的範圍很廣但是門檻不高，主要的任務就是一般的，不需要特殊訓練就能夠做出的第一線防護。

　　相反的，需要特殊的訓練（例如：打疫苗）才會有保護力的免疫系統，則稱為後天免疫系統。我們的皮膚必須直接與環境接觸，因此是先天免疫系統的一環。皮膚外層的角質細胞會分泌抗菌肽（Antimicrobial peptides，AMPs，例如 Cathelicidin），Cathelicidin（hCAP-18）可以抑制細菌的增生也具有免疫調節的作用，可以活化發炎細胞。角質細胞也會因為細菌的刺激而在細胞膜上表現更多的類鐸受體（Toll-like receptor 2:TLR2），這會提升局部的發炎反應，更方便對抗局部的細菌。

　　研究發現玫瑰斑病人臉部病灶的 Cathelicidin 和 TLR2 的表現量明顯比正常人的皮膚高得多。在玫瑰斑病人臉部病灶中，TLR2 表現量高的狀況下，角質細胞在受到外來刺激時會製造更多的激肽釋放酶 -5（Kallikrein-5:KLK5），KLK5 是一種酶，它能將 Cathelicidin 轉變成促進發炎反應的能力更強的活化態（LL-37）（如下圖所示）。

$$Cathelicidin \xrightarrow{KLK5} LL\text{-}37$$

　　事實上在玫瑰斑病人臉部病灶中 LL-37 的量也確實比正常人高，除了上面提到的這幾個角質細胞的重要因子以外，在先天免疫系統的一些發炎細胞，如嗜中性球（Neutrophil）、巨噬細胞（Macrophage）、肥胖細胞（Mast cell）都可以被 LL-37 活化。嗜中性球和巨噬細胞被活化後可以釋放出促進發炎的腫瘤壞死因子 α（TNF-α）和基質金屬蛋白酶 -9（MMP-9），MMP-9 又可以將 pro KLK5 分解，製造出更多的 KLK5，肥胖細胞被 LL-37 激活後更是可以直接釋出 Cathelicidin（LL-37 的原料）。

綜合上面這些研究，可以說在玫瑰斑的病灶中，整個先天免疫系統處在一個相當激動的「備戰」狀態（即所謂的免疫失調），一有外來的刺激，就會快速的引起發炎反應並進入自我加強的惡性循環，而LL-37在玫瑰斑的發炎反應上扮演了相當重要的角色。在玫瑰斑的病灶中，除了先天免疫系統明顯偏向發炎反應之外，它的後天免疫系統也有失常的部分：研究發現在患部皮膚組織中的輔助性T細胞（Th）以Th1/Th17細胞居多，而Th17細胞會分泌interleukin-17（IL-17），IL-17後續會透過血管內皮生長因子（VEGF）誘發血管增生並影響LL-37在角質細胞的表現量。

● 神經血管反應失衡

接下來講神經血管的反應失衡，除了微生物以外的一些外來刺激，例如環境的冷熱、飲食中的酒精或辛辣、以及皮膚接觸的化學物質等等，主要是藉由活化一些鈣離子通道 Transient receptor potential（TRPs）引起皮膚的即時反應。這些 TRPs，例如 TRPV1、TRPV4（Transient receptor potential vanilloid 1 & 4）、TRPA1（Transient receptor potential ankyrin 1）等，除了表現在神經末梢外，也表現在血管內皮細胞與皮膚的角質細胞。

也因為如此，外界的冷、熱、酒精、辛辣食物、以及化學物質等可以很容易刺激到這些 TRPs，導致一些血管活性神經傳導物質（可能包括：PACAP， CGRP， VIP， substance P 等）的釋放，進而出現血管擴張，也可能直接刺激發炎細胞，例如嗜中性球、巨噬細胞、肥胖細胞等等的活化，造成後續的發炎反應。但上述理論目前還停留在假說階段，尚未有充分的證據支持上述這些血管活性神經傳導物質與玫瑰斑的疾病發生直接相關。另外比較有趣的是，在一些體外研究發現，肥胖細胞需要先受到 TRPV4 刺激後，才能被 LL-37 刺激下表現出更全面的去顆粒作用，釋放出細胞內的發炎物質。**所以，雖然我們常把玫瑰斑的免疫失調和神經血管的反應失衡這兩大類致病機轉分開來講述，但這兩者之間並不互斥，應該也是彼此互相影響著。**

● 遺傳的體質

　　關於遺傳的體質的部分，近幾年的流行病學研究、家族與孿生子研究、基因相關性研究、及其他體外研究分析等等，越來越多的證據顯示玫瑰斑的發生可能與某些基因或是基因途徑的遺傳有關，文獻中提到的基因大致可以區分為以下幾大類：

- 1. **Cathelicidin 活化途徑（Cathelicidin activation pathway）**：如 Cathelicidin antimicrobial peptides （CAMP），KLK5，LL-37

- 2. **外來刺激的接受器**：TLR-2，TRPV

- 3. **與識別自身的抗原的過程（Autoantigen processing）相關的基因**：HLA-DRB1*03:01，HLA-DQB1*02:01，HLA-DQA1*05:01 等 MHC class II 與 antigen presentation 有關的基因

- 4. **神經血管的活化因子（Neurovascular factors）**：CGRP、PACAP 等神經傳導物質

- 5. **促進炎症反應的細胞因子與趨化性細胞因子（Pro-inflamatory cytokines and chemokines）**：IL-13，IRF4 等

- 6. **後天免疫系統相關**：Th1/Th17 基因等

　　此外，全基因定序研究則確認了玫瑰斑患者有調控免疫與角質化的基因變異。

● 玫瑰斑的外在誘因

講到這邊，相信大家已經發現了，在遺傳的體質這部分提到的可能與玫瑰斑的成因相關的基因以及這些基因影響到的因子，大部分在前面的免疫失調和神經血管反應失衡這兩大段中都提到過。

最後，關於玫瑰斑的外在誘因的部分，其中最重要的是紫外線，因為紫外線會在皮膚內產生活性氧物種（Reactive oxygen species: ROS），ROS 除了可以直接刺激 TRPs 影響神經血管以外，還可以刺激 TLR2 誘發免疫反應。另外辛辣的食物、精神壓力、某些化妝品添加劑等等也可能透過刺激 TRPs 等鈣離子通道而誘發玫瑰斑，使臉頰長時間泛紅並感覺灼熱不適甚至刺痛。近年來有關皮膚微生物組（Cutaneous microbiome）的研究非常多，也開始發現玫瑰斑可能跟一些皮膚的微生物，如：Demodex folliculorum（蠕形蟎蟲）、Staphylococcus epidermidis、Bacillus oleronius（蠕形蟎蟲體內帶有的細菌）、Bartonella quintana、Chlamydia pneumonia 相關。

但需注意的是，在有關微生物組（Microbiome）與玫瑰斑的相關性的諸多研究中，不同研究間的結果並未有一致性，其中又以蠕形蟎蟲最受到大家的關注且研究證據最多。蠕形蟎蟲本身外骨骼的幾丁質就有可能會刺激 TLR-2 濃度升高並引發發炎反應，在體外研究也發現蠕形蟎蟲本身的抗原就可以激發人體的發炎體（Inflammasome）。也有研究指出與蠕形蟎蟲相關的微生物如 B.oleronius 也有可能會誘發免疫細胞的分化並促進 Cathelicidin、MMP-9、TNF、以及 IL-8 等物質的分泌。就目前的文獻而言，足以暗示支持蠕形蟎蟲可能是玫瑰斑的其中一個誘發因子。除此之外，也有研究開始探討有關腸道微生物組與玫瑰斑的關係，因玫瑰斑患者經常合併有腸胃道疾病及神經 / 精神方面的疾病，有學者提出腸道 - 腦 - 皮膚軸

（Gut-brain-skin axis）的假說，認為腸胃道菌相失衡可進一步影響腦部及皮膚的健康，但這個假說仍需更多研究結果判明。

　　總之，玫瑰斑目前還是公認的多種原因共同導致的慢性皮膚病，並沒有特定的方法或藥物可以徹底的治癒這個疾病。單就玫瑰斑的上述四大致病機轉而言，由遺傳基因決定的、有免疫失調和神經血管反應失衡的傾向的體質，在現今的醫療條件下並無法改變，因此，如何避免或減少外在的誘因的刺激，就成為玫瑰斑患者日常保養的主要課題。

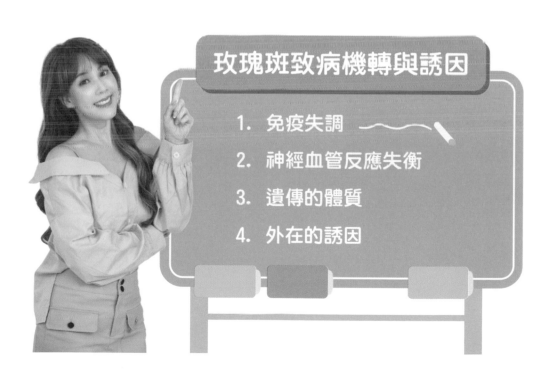

玫瑰斑致病機轉與誘因

1. 免疫失調
2. 神經血管反應失衡
3. 遺傳的體質
4. 外在的誘因

Chapter
05

玫瑰斑常見的鑑別診斷

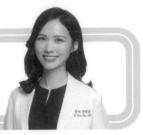

臺南市立安南醫院皮膚科 陳郁蓁 主治醫師

　　依據臨床表現，玫瑰斑患者的臉上可能出現紅斑血管擴張、丘疹膿皰、鼻瘤的形成或眼睛的不適症狀。這些表現可以單一出現，也可能同時發生；甚至同一位患者在不同的時間點，主要的表現和症狀也可能不一樣。因此在鑑別診斷上，會先從患者當下主要的表現進行分析，是以紅還是丘疹膿皰為主，初步思考的方向也會有所不同，以下會針對重要且常見的鑑別診斷做討論。

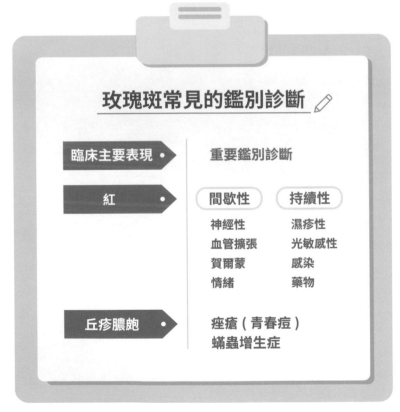

玫瑰斑常見的鑑別診斷

臨床主要表現	重要鑑別診斷	
	間歇性	持續性
紅	神經性	濕疹性
	血管擴張	光敏感性
	賀爾蒙	感染
	情緒	藥物
丘疹膿皰	痤瘡（青春痘）	
	蟎蟲增生症	

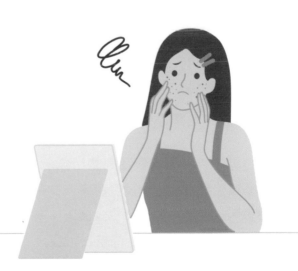

　　首先，若患者是以臉紅為主要病徵，需詳細詢問病史，初步釐清是間歇性抑或是持續性的紅。若為間歇性的臉紅，應先思考是否有神經性、血管擴張、賀爾蒙或情緒相關的誘發因子。若為持續性的臉紅，常見的鑑別診斷可先考慮濕疹類的疾病，例如：脂漏性皮膚炎、接觸性皮膚炎、異位性皮膚炎等，或是光敏感性的疾病，常見為自體免疫相關疾病，例如：紅斑性狼瘡、皮肌炎等。其他像是局部皮膚感染或藥物引起的，也是造成臉持續性紅的可能原因。

　　若患者是以丘疹膿皰為主要表現時，最易混淆的疾病為痤瘡，俗稱痘痘或青春痘，以致多年前有痤瘡玫瑰斑（Acne rosacea）這個名詞出現，現今已知痤瘡及玫瑰斑的致病機轉與誘發原因並不相同，因此現今皮膚專科醫師已不太下痤瘡玫瑰斑的診斷了！另外，蟎蟲增生症可能也會出現丘疹膿皰的表現，近幾年發現蟎蟲增生也是玫瑰斑惡化的因子之一，其重要性也逐漸備受重視。

　　由於玫瑰斑的鑑別診斷族繁不及備載，這章節我們會著重討論常見的鑑別診斷：痤瘡、脂漏性皮膚炎、接觸性皮膚炎及蟎蟲增生症。

　　若病人是以丘疹膿皰表現為主，最需要與玫瑰斑區別的便是青春痘，乍看之下玫瑰斑與痤瘡兩者的臨床相似度很高，治療方法也有很多重疊之處，即使沒有區別開來，治療初期一樣會進步，但其實兩者致病機制原因並不相同，若要獲得最佳療效，給予正確的診斷是最重要的環節。

　　痤瘡是青春痘的正式名稱，主要出現於年輕人，特別是正值青春期的國高中生，因雄性賀爾蒙分泌增加，刺激皮脂腺的分泌，若無適當的清潔，造成毛孔阻塞與痤瘡桿菌增生，毛囊便容易發炎而產生青春痘。而玫瑰斑則好發於輕熟齡的女性，因此年齡可作為兩者鑑別診斷的第一個重點，但是也非絕對，因為部分青春痘患者，病程會持續到成年。

　　痤瘡形成的機轉為因皮脂腺分泌增加、毛孔阻塞及痤瘡桿菌增生，造成毛囊發炎。毛孔可能因為被過度分泌的皮脂、開口處異常的角化或痤瘡桿菌的增生而阻塞，尚未發炎時為粉刺，若引起周圍組織發炎便形成痤瘡。而玫瑰斑的致病機轉目前已知與毛囊無直接關聯，因此丘疹旁不會伴隨有毛孔阻塞產生的粉刺，這便可作為兩者鑑別診斷的第二個重點。

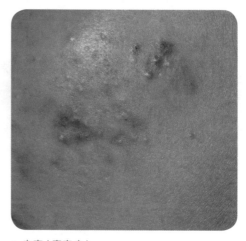

▲ 痤瘡（青春痘）

　　痤瘡嚴重時，因毛囊及周圍組織的發炎較為厲害，可能會出現臉部泛紅，當痤瘡治療好之後，發炎也會減少很多，此時若臉部泛紅仍然存在，就要回頭思考一下是否診斷應為玫瑰斑。唯有正確的診斷，才會了解真正的致病及誘發引子並加以避免，降低日後復發的機會。

● 脂漏性皮膚炎

脂漏性皮膚炎目前致病機轉仍然不是很確立，目前推測和基因體質、皮膚微生物（Malassezia）及皮脂腺分泌旺盛相關，形成慢性反覆的皮膚炎。典型臨床表現為皮膚泛紅伴隨油黃脫屑，好發在皮脂分泌旺盛的部位，例如：頭皮、眉心、鼻翼兩側、下巴、耳朵、前胸或皺褶處，同時也會有搔癢的不適感，嚴重時甚至會因外觀而影響社交活動。與玫瑰斑作鑑別診斷

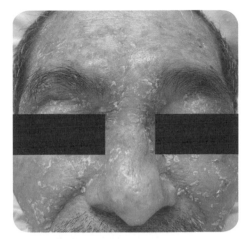

▲ 脂漏性皮膚炎

的重點即為病灶部位，玫瑰斑的紅斑與丘疹大多為兩頰最為明顯，皺褶處，例如：鼻翼兩側及法令紋，則相對不嚴重。

脂漏性皮膚炎是一個常見的疾病，當疾病為中重度時，雖然也曾造成臉紅，但以皮脂腺分泌旺盛的部位為主，同時伴隨有油黃脫屑，因此很容易跟玫瑰斑區別開來。當只有輕度或較為早期的表現時，可能只有臉部泛紅的表現，此時就容易與玫瑰斑混淆，下診斷時就需要更為謹慎，因為脂漏性皮膚炎的治療常會使用局部類固醇，而局部類固醇卻是玫瑰斑的惡化因子之一，因此不可不慎。

● 接觸性皮膚炎

接觸性皮膚炎可依造成的原因,再分成刺激性及過敏性接觸性皮膚炎。在急性期的接觸性皮膚炎病灶呈現較為鮮紅與浮腫,甚至可能有水泡產生;慢性期則以乾、紅及脫屑為主,表皮會呈苔癬樣變化。

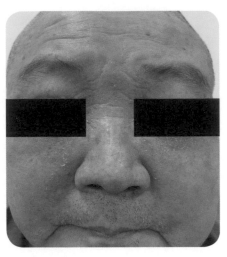

▲ 接觸性皮膚炎

刺激性接觸性皮膚炎是接觸到會直接對皮膚造成傷害的物質,例如:強酸及強鹼,因此只要濃度夠高,任何人接觸到都會造成刺激性接觸性皮膚炎。而過敏性接觸性皮膚炎,則是因個人體質對特定物質,例如:金屬鎳、鉻酸鹽、香料、染髮劑、藥物等,產生細胞性免疫反應,只有部分接觸到的人才會產生過敏性接觸性皮膚炎。不論是刺激性或過敏性接觸性皮膚炎,都是以接觸到的部位最為嚴重,若只有單側或局部的臉紅,便很容易和玫瑰斑鑑別出來的。

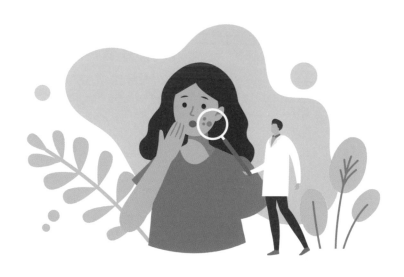

● 蟎蟲增生症

　　毛囊蠕形蟎蟲是毛孔常見的共生生物，以皮膚的表皮細胞及皮脂為生，因此主要居住在食物豐富的毛囊裡。雖然大多數人臉上的毛囊裡就可找到其蹤跡，但正常情況下蟲數不多，並不會引起皮膚的不適，但當蟲數增加時，皮膚的表皮細胞就會被眾多蟎蟲破壞，像被眾多蠶寶寶啃食後形成千瘡百孔的桑葉，此時表皮屏障喪失正常保護的功能，皮膚發炎反應就容易產生。近年來被發現毛囊蠕形蟎蟲增生是玫瑰斑惡化重要因子之一。

　　毛囊蠕形蟎蟲增生時，臨床表現一樣會有臉部泛紅，遠看以皮膚小丘疹呈粗糙樣為主，近看會發現毛孔明顯粗大如橘皮樣，甚至出現膿皰，因此在

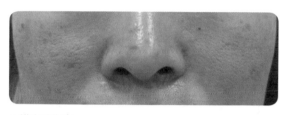

▲蟎蟲增生症

診斷上容易與玫瑰斑的丘疹膿皰型混淆。為了得到正確的診斷，建議進行快乾膠皮表貼取法（Standardized skin surface biopsy）或是大拇指指甲擠壓法（Thumbnall-squeezing method），以獲取每平方公分皮膚中蟲數的多寡。考量到臨床實用性與準確度，目前較推薦的是大拇指指甲擠壓法。唯有透過檢查，才能評估是否跟蟎蟲增生有關，也才能給予有效的治療與建議。

Chapter

06

玫瑰斑特殊鑑別診斷

紅斑性狼瘡、皮肌炎、異位性皮膚炎、甲狀腺亢進

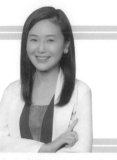

臺中榮民總醫院醫美中心 翁毓菁 主任

　　玫瑰斑在外表臨床形態學可能會和一些皮膚科較嚴重的特殊疾病混淆。典型的玫瑰斑臨床形態學為：臉部中央或是臉部皮脂腺多的地方紅、腫、癢、刺、熱合併血管擴張，有時會有暫時性的漲紅或是潮紅的狀況，但許多臨床沒有全然表現或是形態學有部分相似的疾病可能會被誤判，進而導致錯誤的診斷以及治療方向，徒增玫瑰斑患者治療時的失落感。

以下我們將來一一介紹玫瑰斑與皮膚科特殊疾病鑑別診斷，請與表格一同參閱

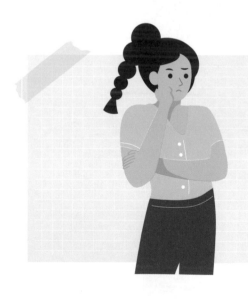

紅斑性狼瘡

皮肌炎

異位性皮膚炎

甲狀腺亢進

① 紅斑性狼瘡

　　紅斑性狼瘡本身的致病機轉為自體免疫疾病，但會有相關的皮膚表現。紅斑性狼瘡的紅斑在臉上我們又稱為沒有厚度的蝴蝶斑或是有厚度的圓盤狀皮膚疹，這代表它的紅疹會在臉中央偏顴骨處的位置，除此之外，在臉部油脂分布區域，例如：T字部位、鼻唇溝，等位置並不會有紅疹，紅斑性狼瘡的紅疹可能會有脫屑或是毛囊角栓的情形發生，而玫瑰斑卻不會。另外紅斑性狼瘡為一種自體免疫疾病，在皮膚的表現還會有光敏感性，因此在四肢的外側或是胸前陽光曝曬區域也會有紅斑。其他紅斑性狼瘡患者才會有，而玫瑰斑患者沒有的如以下：口腔潰瘍、非瘢痕性落髮、關節炎、肋膜炎、心包膜炎、腎臟功能異常、腦部血管異常而使神經學異常、血液學異常（白血球、淋巴球、紅血球、血小板過低症）等，實驗室免疫學異常、抗核抗體陽性等。紅斑性狼瘡的紅疹在皮膚病理學可以發現有真皮層以及上皮層交界處發炎細胞浸潤合併黏液沈積等，或是汗腺和其他皮膚附屬器官有淋巴球的浸潤與發炎。

② 皮肌炎

　　皮肌炎為皮膚肌肉發炎的簡稱，它本身的致病機轉為自體免疫疾病，但會有相關的皮膚表現。皮肌炎的紅斑在幾個很特殊的位置出現，包含眼周（Heliotrope sign）、指關節上方可平面（Gottron sign）或是突起（Gottron papule）、圍領巾的位置例如前胸和上後背（Shawl sign），這些紅疹都可能合併微血管擴張。因此皮肌炎的病患在做指頭經皮放大成像「甲褶鏡」時，常常會發現有微血管擴張並扭曲的情形，此一特點在本章列出的其他疾病並不會有。除此之外，病患會合併近端肌肉無力，這種現象例如：爬樓梯無力、或是梳頭髮力量逐漸減弱而感到疲累等，這些需要肌電圖檢查確認才能診斷，除此之外實驗室有一些特殊的免疫學檢查會有陽性的現象。

但不是所有皮肌炎患者都會出上述所有表現，有些人可能只有肌肉症狀的表現，這樣的情況當然較容易和玫瑰斑做區分，有些人只有皮膚方面的症狀，這種情況下除了分佈位置的不同之外，臨床較易混淆，因此皮膚病理檢查以及實驗室檢查就更能幫助區分玫瑰斑與皮肌炎。皮肌炎的紅疹在皮膚病理學可以發現有輕微的真皮層以及上皮層交界處發炎細胞浸潤合併黏液沈積，與玫瑰斑在皮膚病理學主要為皮脂腺發炎大不相同。

另外，皮肌炎在亞洲地區人種，男性患者較易合併鼻咽癌而女性患者較易合併卵巢癌，因此準確區分這兩個疾病對於病人其他器官的預後、甚至整體存活率的預後至關重要。

③ 異位性皮膚炎

異位性皮膚炎本身的致病機轉為免疫系統功能的失調，合併表皮屏障缺損，導致容易有過敏的現象發生。異位性皮膚炎在發展中或是已開發國家盛行率逐年攀升，這和免疫系統的發展以及醫療可近性有關。異位性皮膚炎的患者發病的年齡層和玫瑰斑有差異，異位性皮膚炎發病的年齡有兩個高峰，一個是學齡前，研究顯示 95% 的異位性皮膚炎患者會在 5 歲前發病，而另一年齡高峰則發生在中壯年或老年，我們又稱為成人型的異位性皮膚炎。因此在年齡的發生上我們可以做初步的區分。異位性皮膚炎少數患者會在青春期後仍有病灶，而這些紅疹病灶多發生在四隻外側、臉部、或是手腳，紅疹多為皮膚紋理較明顯、較厚、劇癢、帶點刺痛，除此之外，異位性皮膚炎的患者還容易合併其他皮膚疾病，例如：汗皰疹、白色糠疹、毛孔角化、黑眼圈、嚴重甚至全身紅皮症等。實驗室常發現異位性皮膚炎患者血中的 E 型免疫球蛋白偏高的情形，而玫瑰斑患者卻不會有此狀況發生。皮膚病理學底下異位性皮膚炎為大量的上皮層水腫、水泡、或是有角質增厚和上皮增厚的情形發生。

❹ 甲狀腺亢進

　　甲狀腺亢進的致病機轉可能是病毒感染引起暫時性的疾病，也可能是遺傳性甲狀腺自體免疫疾病，或是因為甲狀腺腫瘤導致甲狀腺功能亢進。甲狀腺亢進的患者大多以身體其他器官的不適來表現，例如：心悸、手抖、體重下降等，但也會有些許皮膚方面的症狀，因為基礎代謝率較一般人高，因此皮膚較乾燥、易脫屑，容易潮紅，容易潮紅這點就會和玫瑰斑有些微相似之處。所以除了皮膚的紅疹，我們還須考量身體其他部位的病徵，以及理學檢查甲狀腺的大小，除此之外實驗室可以發現甲狀腺指數功能異常或是甲狀腺自體免疫抗體的生成，甲狀腺超音波可能會看到組織增生或是有結節生成的現象，另外，甲狀腺切片也可以輔助診斷。甲狀腺的潮紅可能會被臨床醫師混淆為玫瑰斑，但是我們應該能從其他證據來做兩者的區分。

　　以上列出玫瑰斑需與皮膚科特殊疾病鑑別診斷的目的，是希望能對病友與醫師們都能有所幫助，不同疾病需要不同的治療方式，以及不同專科醫師參與其中，診斷正確才能對症下藥，給予病患最適當的治療，疾病才有可能被控制或治癒。

玫瑰斑特殊鑑別診斷-機轉篇

致病機轉

玫瑰斑	不明原因的皮脂腺發炎導致其上方皮膚慢性發炎,可能和情緒、神經、藥物或保養品誘發等因素有關。
紅斑性狼瘡	紅斑性狼瘡本身的致病機轉為自體免疫疾病,但會有相關的皮膚表現。
皮肌炎	皮肌炎為皮膚肌肉發炎的簡稱,它本身的致病機轉為自體免疫疾病,但會有相關的皮膚表現。
異位性皮膚炎	異位性皮膚炎本身的致病機轉為免疫系統功能的失調,合併表皮屏障缺損,導致容易有過敏的現象發生。
甲狀腺亢進	甲狀腺亢進的致病機轉可能是病毒感染引起暫時性的疾病,也可能是遺傳性甲狀腺自體免疫疾病,或是因為甲狀腺腫瘤導致甲狀腺功能亢進。

皮膚病理學

玫瑰斑	微血管擴張、可能有皮脂腺淋巴球浸潤現象。
紅斑性狼瘡	真皮層以及上皮層交界處發炎細胞浸潤合併黏液沈積等,或是汗腺和其他皮膚附屬器官有淋巴球的浸潤與發炎。免疫螢光染色補體陽性。
皮肌炎	輕微的真皮層以及上皮層交界處發炎細胞浸潤合併黏液沈積。免疫螢光染色補體陽性。
異位性皮膚炎	大量的上皮層水腫、水泡、或是有角質增厚和上皮增厚的情形發生。
甲狀腺亢進	表皮層較薄,輕微微血管擴張。

玫瑰斑特殊鑑別診斷-臨床篇

臨床表徵

玫瑰斑	紅、腫、癢、刺痛、灼熱的紅疹，伴隨微血管擴張，會有暫時性或持續性潮紅現象。
紅斑性狼瘡	蝴蝶斑或是有厚度的圓盤狀皮膚疹合併光敏感性。
皮肌炎	紅疹可能合併微血管擴張。
異位性皮膚炎	急性期出現會癢的紅疹，甚至水泡，亞急性期為發紅的斑塊合併脫屑，慢性期為苔蘚化的皮膚紅棕色斑塊。
甲狀腺亢進	暫時性臉部潮紅。

紅疹分佈位置

玫瑰斑	臉部皮脂腺分佈較多處。
紅斑性狼瘡	臉部非皮脂腺分佈較多處，四肢外側、頸部、胸前。
皮肌炎	眼周、指關節上方、圍領巾的位置例如前胸和上後背。
異位性皮膚炎	嬰幼兒可在全身都有皮膚病灶表現、學齡期可發生在四肢的屈側、成人期則發生在手掌背面或腳背。
甲狀腺亢進	臉部，無特定位置。

玫瑰斑特殊鑑別診斷-臨床篇

好發年齡及性別	
玫瑰斑	30-50歲的女性偏多。
紅斑性狼瘡	30-50歲的女性偏多。
皮肌炎	40-60歲的男女盛行率比例差異不大。
異位性皮膚炎	嬰幼兒或學齡期、中老年期，男女盛行率無太大差異。
甲狀腺亢進	30-50歲的女性偏多。

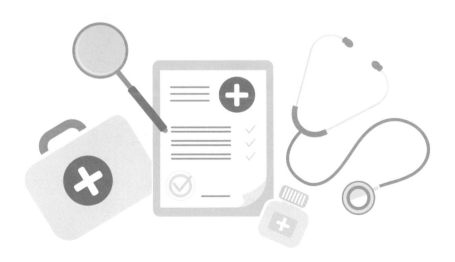

玫瑰斑特殊鑑別診斷-檢查篇

理學檢查

玫瑰斑	臉部皮膚紅且熱、無身體其他方面異常。
紅斑性狼瘡	紅疹可能會有脫屑或是毛囊角栓、落髮、神經學表現異常、口腔潰瘍。
皮肌炎	靠近指甲的皮膚用「甲褶鏡」會發現有微血管擴張並扭曲的情形。病患會合併近端肌肉無力，例如：爬樓梯無力或是梳頭髮力量逐漸減弱而感到疲累等。
異位性皮膚炎	在不同年齡有不同特色部位的紅疹，除此之外，可能合併個人過敏史或是家族過敏史。
甲狀腺亢進	心悸、手抖、近期體重下降、皮膚較乾燥或粗糙、易脫屑、容易潮紅、甲狀腺腫大。

實驗室檢查

玫瑰斑	無
紅斑性狼瘡	血球異常、抗核抗體陽性、另外還有 Anti-Ro/La 陽性、Anti-dsDNA 陽性、Anti-Sm 陽性、ESR 上升。
皮肌炎	肌電圖異常、血球異常、抗核抗體陽性、另外還有Anti-Ro/La陽性、Jo-1 陽性、PL-7 陽性、PL-12 陽性、Mi-2/PM/Scl/U1RNP 等陽性、ESR 上升。
異位性皮膚炎	血中的 E 型免疫球蛋白可能升高、嗜伊紅性球的絕對數值可能升高。
甲狀腺亢進	甲狀腺功能指數異常，甲狀腺抗體陽性，甲狀腺超音波可能有結節或增生。

Chapter

07

第7章

玫瑰斑治療流程簡介

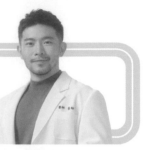

越 L'EXCELLENCE 醫療美學皮膚科 黃幼鳴 主治醫師

關於玫瑰斑的建議治療流程，內容主要係根據 2022 年臺灣皮膚科醫學會玫瑰斑治療共識之決議，整體治療流程可以分成三大步驟：首先是指導患者正確的皮膚照護方式，並分析說明玫瑰斑可能的誘發因素及避免的方法。其次，則建議進行蟎蟲密度的篩檢，來決定是否需要給予抗蟎蟲治療，並可合併執行第三個步驟，即依據病人的臨床表現症狀給予相對應的治療方式。

雖然玫瑰斑的最新診斷依據已非舊有的四大亞型，但實務上我們仍會將玫瑰斑患者的主要臨床症狀分為：膿皰丘疹、泛紅及持續性紅斑、鼻瘤變化、眼部症狀等四大類表現，這些症狀可以數個合併出現，也可能先後發生，目前大多數國家的治療指引都建議根據患者臨床表現的主要症狀來選擇相對應的治療。

因此，後續內文會將**玫瑰斑常見的治療分成一般皮膚照護、外用藥物、口服藥物、注射及手術治療、雷射光電儀器等五大主題**，並根據「每一個藥物或治療」針對的「臨床表現症狀」來逐一進行說明。（詳細說明請參考本書各章節）

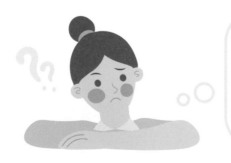

1. 皮膚照護
2. 外用藥物
3. 口服藥物
4. 注射及手術治療
5. 雷射光電儀器

一、一般皮膚照顧概述

一般皮膚照顧是玫瑰斑治療中最基本的部分。當日常皮膚照護做得好，玫瑰斑的病程就會相對穩定，很多時候玫瑰斑的惡化都是源於錯誤的皮膚照護及保養方式。

我們可以把皮膚照護分成四個主軸，分別是「清潔」、「保濕」、「防曬」與「化妝品的選擇」。除了強調溫和的清潔，也要提醒患者適當保濕的重要性。由於紫外線是玫瑰斑的重要誘發因素，防曬的部分會建議使用多重的防曬手段，除了防曬產品的選擇及使用之外，也需要搭配物理性遮蔽等方式加強防曬的效果。最後則是選擇適當的化妝品與上妝方式，來避免造成皮膚的刺激及玫瑰斑症狀的惡化。

此外，認識玫瑰斑的各種可能誘因並避免，亦是治療能有效發揮效果的前提，常見的誘因除了前述的紫外線和不適當的化妝保養品，過熱或過冷的環境、強風、酒精、特定食物、失眠、劇烈運動、壓力、特定藥物等，都是玫瑰斑可能的誘發因素。

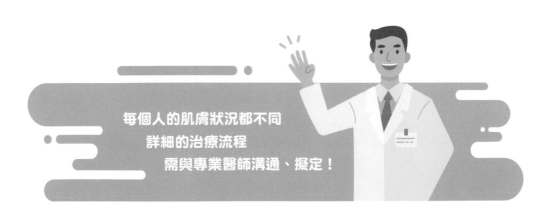

每個人的肌膚狀況都不同
詳細的治療流程
需與專業醫師溝通、擬定！

二、玫瑰斑的外用治療概述

有關外用藥物的治療，將會依據其針對的臨床表現症狀，
分為五個部分進行簡介

外用抗蟎藥物

越來越多的證據指出「玫瑰斑」與「蠕形蟎蟲增生」之間的關聯性。蠕形蟎蟲是玫瑰斑重要的誘發因素之一，治療蠕形蟎蟲增生，減少皮膚上蠕形蟎蟲的密度，有助於玫瑰斑臨床症狀的改善。一般來說，玫瑰斑患者在開始治療前都建議進行蟎蟲密度的檢查，當蟎蟲密度增高的時候才會選用具有抗蟎蟲效果的藥物進行治療，否則應該尋求其他更適當的治療選擇。

針對合併有蠕形蟎蟲密度增加的玫瑰斑患者，治療還是以外用藥物為主，其中商品名舒利達（ Soolantra ）的外用藥膏，是目前唯一通過美國食品藥物管理局核准「針對玫瑰斑丘疹膿皰」適應症的外用伊維菌素（ Ivermectin ），此藥兼具有「抗發炎」及「抗蟎」效果，許多大型的隨機臨床對照實驗均證實了本藥品在玫瑰斑治療的有效性及安全性，加以其對於蠕形蟎蟲增生的卓越療效，因此被視為玫瑰斑合併蠕形蟎蟲增生患者的首選治療藥物。

另一個具有抗蟎效果的外用藥物成分是苄氯菊酯（ Permethrin ），商品名百滅寧，原本的用途是治療另外一種皮膚的寄生蟲感染症「疥瘡」。相對於舒利達來說，此藥物缺乏在玫瑰斑患者的大規模臨床研究，但小型的個案研究中，顯示其同樣兼具改善玫瑰斑臨床症狀及抗蟎的效果，也是少數孕婦可以使用的外用藥物，因此可以作為玫瑰斑合併蠕形蟎蟲增生的二線治療選擇。

● 針對膿皰丘疹症狀的外用藥物

在這類藥物之中使用歷史最久的是甲硝唑（Metronidazole），治療機轉主要是因為「抗氧化」與「抗發炎」的作用。雖然台灣沒有乳膏劑型而只有凝膠劑型，使用時對皮膚的刺激性可能會比較強一些，但考量此外用成分有充足的醫學實證支持其有效及安全性，在台上市時間久且醫師使用經驗較多，因此建議作為治療膿皰丘疹的外用藥物首選。

第二個針對膿皰丘疹的外用藥物是杜鵑花酸（Azelaic acid），杜鵑花酸可以抑制玫瑰斑致病機轉上非常重要的發炎相關因子，因此對於玫瑰斑的發炎相關症狀，具有不錯的療效。雖然在台灣只有濃度較高的 20% 劑型，使用上刺激性會比較強，但考量到該藥品在絕大部分族群都有很好的安全性，因此也常用於膿皰丘疹的治療。

外用A酸（Topical retinoids）在玫瑰斑的治療機轉，主要是去調控與玫瑰斑發炎相關的類鐸受體（TLR2），也可以改善表皮的更新代謝。雖然過去不少比較玫瑰斑外用治療藥物的研究中顯示了它具有一定的治療效果，但相較於前面提到甲硝唑（Metronidazole）以及杜鵑花酸（Azelaic acid），其相關的臨床研究較少、規模也較小，因此在台灣玫瑰斑治療共識中，將它列為針對膿皰丘疹的二線治療選擇。

接下來提到的外用藥物雖然沒有被列入治療指引之中，但實務上仍有醫師會運用於症狀治療。像是克林達黴素（Clindamycin）與過氧苯甲醯（Benzoyl peroxide），有文獻指出兩者合併使用對於玫瑰斑膿皰丘疹的改善是有幫助的，但單獨使用時的治療效果不明顯。針對過氧苯甲醯（Benzoyl peroxide），國外目前在發展刺激性較低的新劑型，或許未來上市後會有機會列入治療選擇當中。

最後要討論的藥物，是具有選擇性抑制後天免疫反應效果的鈣調磷酸酶抑制劑 （Calcineurin inhibitors），包含外用他克莫司（Tacrolimus，原廠商品名普特皮）以及外用匹美克莫司（Pimecrolimus，原廠商品名醫立妥）這兩種藥物。

因為這類藥物可以選擇性抑制發炎反應，所以有些文獻和部分國家的治療指引，將其列為玫瑰斑膿皰丘疹或紅斑的治療選擇之一，但支持其有效性的證據相對比較薄弱，因此在台灣玫瑰斑治療共識中，並未將其列入治療選項之中。

● 針對持續性紅斑或泛紅症狀的外用藥物

前面提到針對膿皰丘疹的外用藥物，其實對於改善持續性紅斑也都會有部分效果，但接下來這部分將會特別介紹專用於治療紅斑或泛紅的外用藥物溴莫尼定凝膠（Brimonidine，商品名敏立紓）。

溴莫尼定（Brimonidine）具有透過特定交感神經受體達到收縮皮膚血管的作用，但因為此藥物具有一定程度的刺激性，加上交感／副交感神經對於皮膚血管擴張或收縮的調控較複雜，這類涉及交感／副交感神經調控的藥物在使用上有很多需要特別小心的地方，否則很可能反過來引起紅斑惡化，或是停藥後症狀反彈（泛紅症狀變得比治療前更嚴重）。（補充說明：目前高德美台灣分公司已停止進口此藥，除各醫療院所的個別庫存外，市場上暫時無法取得此藥）。

● 針對鼻瘤症狀的外用治療藥物

玫瑰斑的鼻瘤表現可以分為「發炎型鼻瘤」及「非發炎型鼻瘤」。外用藥物在鼻瘤治療的角色主要是用來控制發炎的部分，若是非發炎型的鼻瘤則需仰賴後雷射光電或外科治療來處理。

對於鼻瘤，外用藥物治療的效果其實十分有限，主要曾被提及的是外用 A 酸 ，在某些國家的玫瑰斑治療指引中將其列為發炎型鼻瘤的治療選項之一。至於台灣的玫瑰斑治療共識中，考量到外用 A 酸運用於鼻瘤治療缺乏大規模的臨床研究做為佐證，因此並未列在鼻瘤外用治療藥物的選擇當中。

● 針對眼部症狀的外用治療藥物

針對玫瑰斑眼部症狀的外用藥物其治療目標有四個，包含：改善瞼板腺功能障礙、改善乾眼症狀、改善眼部發炎、以及減少眼部蟎蟲滋生。皮膚科醫師針對眼部症狀的初步處理，主要會建議病人多作眼瞼的溫敷及按摩，並可使用人工淚液來改善乾眼的症狀。若有眼部蟎蟲增生的情況，也可以使用含有茶樹精油的眼部專用清潔產品，來幫助減少蟎蟲滋生。

但若眼部發炎的症狀需要進一步使用到其他外用眼藥水或眼藥膏，則會同步轉診至較專精處理玫瑰斑眼部症狀的眼科醫師，來進行後續的合併照護與治療。

三、玫瑰斑的口服藥物概述

關於玫瑰斑的口服藥物也將針對四個不同的臨床表現症狀來分別進行討論

● 針對膿皰丘疹症狀的口服藥物

針對玫瑰斑膿皰丘疹症狀最主要的口服治療藥物是去氧羥四環素（Doxycycline），該藥物主要是透過抑制發炎反應，來改善玫瑰斑的臨床症狀。雖然去氧羥四環素（Doxycycline）是抗生素，但我們利用的是它抗發炎而非抗菌的效果，因此其實使用低劑量的緩釋劑型，對於玫瑰斑就有很好的治療效果，副作用也較低。比較可惜的是台灣目前只有 100 毫克的傳統劑型，沒有 40 毫克的緩釋劑型可以使用。

相似作用機轉的口服藥物還有同為四環素家族的美諾四環素（Minocycline），不過目前相關的臨床研究較少，有些證據顯示該藥物的效果不遜色於去氧羥四環素（Doxycycline），但考量到有可能產生色素沉澱、自體免疫性肝炎、或是藥物引起的狼瘡等比較罕見卻較嚴重的藥物不良反應，所以建議美諾四環素（Minocycline）只使用在對去氧羥四環素（Doxycycline）耐受不良或反應不佳的患者。

紅黴素家族中的阿奇黴素（Azithromycin）也是去氧羥四環素（Doxycycline）的替代選擇治療之一，它可以抑制人體一些發炎物質和自由基的生成，臨床實證雖然沒有去氧羥四環素（Doxycycline）充分，但仍顯示他的抗發炎效果並不遜色於 Doxycycline，此藥的另一個優點是可以用在懷孕婦女身上，所以將它列為丘疹膿皰的二線口服治療選擇。而作用機轉相近的克拉黴素（Clarithromycin）也列為針對膿皰丘疹的二線口服治療選擇，但要留意由於該藥物是屬於懷孕分級 C 的藥物，對孕婦來說，不像阿奇黴素（Azithromycin）來得安全性高。

最後要談到的口服藥物是口服 A 酸（Isotretinoin），其作用機轉如同外用 A 酸，主要還是調控與玫瑰斑發炎相關的類鐸受體（TLR2）路徑，除此之外，對降低蠕形蟎蟲的抗藥性也有一定的幫助。文獻中無論是傳統的每天每公斤體重 0.5-1 毫克的標準劑量、每天每公斤體重小於 0.3 毫克的低劑量、還是每週 20-40 毫克的超低劑量，都有研究支持其對於膿皰丘疹甚至是紅斑的療效。

● 針對持續性紅斑或泛紅症狀的口服藥物

有關口服藥物治療紅斑及泛紅部分，與前面提到的外用藥物相同，許多針對丘疹膿皰藥物也對控制紅斑有某些程度的治療效果，所以這個部分主要討論的是專門針對紅斑或是泛紅的口服藥品。普萘洛爾（Propranolol）的原始用途是口服降血壓藥，屬於乙型交感神經阻斷劑，它除了可以改善皮膚血管擴張的情形，也具有對抗焦慮這個可能會惡化泛紅因素的功能，所以對於玫瑰斑的泛紅及持續性紅斑有不錯的療效。另一個口服降血壓藥物卡維地洛（Carvedilol）相較普萘洛爾（Propranolol），對於心血管的副作用較小一些，同時在部分文獻當中也被指出具有抗發炎及抗氧化的特性，所以也適合做為針對紅斑或泛紅的治療選擇之一。

● 針對鼻瘤症狀的口服治療藥物

口服藥物在鼻瘤治療的角色主要也是針對發炎型鼻瘤。過去有文獻指出每天使用 100 毫克的去氧羥四環素（Doxycycline）對於發炎型鼻瘤有不錯的治療效果，若併用低劑量的口服 A 酸（Isotretinoin）效果則可能更好。同樣地，單獨使用口服 A 酸（Isotretinoin）也被文獻證實具有降低鼻瘤體積的效果，因此會將上述兩種口服藥物列為發炎型鼻瘤的口服治療選擇。

● 針對眼部症狀的口服治療藥物

眼部症狀的口服治療是以口服抗生素為主，這些抗生素其實皮膚科醫師也都會用來治療臉部的症狀，不過針對是否要使用口服抗生素治療眼睛症狀，還是會交由眼科醫師來決定。

四、玫瑰斑的注射及手術治療概述

除了外用和口服治療外，外科系的治療對於玫瑰斑的紅斑、鼻瘤、眼部症狀也扮演了重要的角色。

● 針對持續性紅斑或泛紅症狀的注射治療

注射的藥物主要是肉毒桿菌素，其作用機轉主要是透過抑制節後交感神經釋出神經傳遞物質，因此能減少神經訊號驅動的皮膚血管擴張。目前約有10多個臨床研究證實真皮內注射肉毒桿菌素對於玫瑰斑的紅斑及泛紅症狀是一種安全有效的治療方式。

● 針對鼻瘤症狀的外科治療

外科治療主要是針對非發炎型鼻瘤，我們可以使用手術切除、手術磨皮等方式來改善鼻瘤隆起的外觀。電燒手術也是另一個治療選擇，相較傳統的手術切除，可以減少出血的問題。

● 針對眼部症狀的外科治療

有一些嚴重的眼部玫瑰斑患者會有角膜或是結膜的併發症，這時就可能需要接受進一步的眼科手術處置。

五、玫瑰斑的雷射光電儀器治療概述

目前對於雷射光電儀器運用在玫瑰斑治療的共識，
是建議在玫瑰斑的發炎反應達到一定程度的穩定之後，
再合併其他治療使用。

● 針對持續性紅斑或泛紅症狀的雷射光電治療

脈衝式染料雷射（Pulsed dye laser）、脈衝光（Intense pulsed light），以及長脈衝鉍雅各鐳射（Long-pulsed Nd: YAG laser），都對於改善紅斑相關症狀、膿皰、丘疹有幫助，近年來新的論文甚至指出它們可以降低皮膚蠕形蟎蟲的密度。

其他新興應用於退紅的雷射光電治療還包括俗稱琥珀雷射的 577 奈米二極體雷射（577-nm fractional diode laser）、雙波長長脈衝 755 奈米 / 1064 奈米雷射（Dual wavelength long-pulsed 755-nm / 1064-nm laser）、光動力療法（Photodynamic therapy）、無線電射頻（俗稱電波 / 脈衝式微針無線電射頻（Radiofrequency / Pulsed microneedle radiofrequency）等，但這些新興治療的有效性及標準化治療，還需要累積更多的臨床實證。

● 針對鼻瘤症狀的雷射光電治療

雷射光電儀器在鼻瘤治療的運用，主要用以取代手術來治療非發炎型鼻瘤。鉺雅各雷射（Er:YAG laser）與二氧化碳雷射（Carbon dioxide (CO_2) laser）都可以提高治療的準確性、降低出血、縮短恢復期，所以十分建議作為非發炎性鼻瘤的主要治療方式。

● 針對眼部症狀的雷射光電治療

脈衝光（Intense pulsed light）因為可以改善瞼板腺功能、減少皮脂阻塞、減少異常血管的新生及血管擴張、改善眼部發炎，因此可運用在玫瑰斑眼部症狀的治療，但實務上主要交由眼科醫師評估執行。

六、總結整理

最後我們再回顧整理一下玫瑰斑的建議治療流程！對於診斷為玫瑰斑的患者，首先要進行衛教，使其了解日常皮膚照顧的方法及生活注意事項，作為後續各項治療的基礎。其次建議針對所有患者進行蟎蟲密度篩檢，蟎蟲密度增高者，才使用外用抗蟎藥物進行治療，首選藥物是外用伊維菌素（Ivermectin），替代選擇則是苄氯菊酯（Permethrin）。若是蟎蟲密度正常或未進行蟎蟲篩檢，在有其他治療選擇下，不建議第一線就使用外用抗蟎藥物來治療玫瑰斑。

後續針對各項臨床表現的相對應治療，則可與抗蟎治療同時合併進行，也可在抗蟎治療完成後執行。以膿皰丘疹為主的患者可以第一線使用外用甲硝唑（Metronidazole）凝膠、杜鵑花酸（Azelaic acid）乳膏、口服去氧羥四環素（Doxycycline）、口服A酸（Isotretinoin）等治療，或使用

外用 A 酸（Retinoic acid）、口服米諾環素（Minocycline）、阿奇黴素（Azithromycin）、克拉黴素（Clarithromycin）等第二線藥物作為替代。

以泛紅或短暫性紅斑為主的患者則可以使用外用溴莫尼定（Brimonidine）凝膠、口服降壓藥物普萘洛爾（Propranolol）或卡維地洛（Carvedilol）、真皮內注射肉毒桿菌素等方式。至於持續性的紅斑，不管使用上述針對膿皰丘疹或者是短暫性紅斑的藥物，都會有部分改善的效果。

若患者有鼻瘤的表現，針對發炎型的鼻瘤，可以考慮口服去氧羥四環素（Doxycycline）或口服 A 酸（Isotretinoin）來治療；非發炎型鼻瘤則可以手術切除、電燒、鉺雅各雷射（Er:YAG laser）與二氧化碳雷射（Carbon dioxide (CO_2) laser）來去除增生的組織。

如果患者有眼部症狀，初步可以眼周按摩、微熱敷、加強清潔、使用人工淚液等來改善瞼板腺阻塞及乾眼症狀，若眼部發炎症狀需要使用到外用、口服、手術或雷射光電治療，則需要轉介至專精眼部玫瑰斑治療的眼科醫師門診來進行共同照護。

待玫瑰斑的活性經由症狀導向的外用、口服、注射及外科治療等達到初步的穩定後，就可以合併雷射光電儀器如脈衝式染料雷射（Pulsed dye laser）、脈衝光（Intense pulsed light）、長脈衝銣雅各鐳射（Long-pulsed Nd: YAG laser）等進一步改善紅斑及血管擴張的情況。

以上的治療流程建議主要是列舉一些目前在台灣較普遍使用且證據等級高的治療選項作為基本的參考根據，但在醫療實務上，醫師可能會依據不同患者的病況採取其他的治療方式，或是選擇使用致病機轉（原因）導向的治療方式而非此章節所提及的症狀導向治療，實際採用何種治療方式和流程，還需要醫師和患者充分溝通討論之後決定。

患者衛教：一般皮膚照顧注意事項、避免玫瑰斑可能的誘發因素

建議進行蟎蟲密度篩檢

密度增高

可先使用抗蟎
藥物治療，
或可同時合併
下列治療選項

篩檢結果

**密度正常
或未進行篩檢**

膿皰丘疹為主　　　　**紅斑及血管擴張為主**

膿皰 / 丘疹	持續性紅斑	泛紅
建議外用藥物： 第一線:甲硝唑(Metronidazole) 杜鵑花酸(Azelaic acid) 第二線:外用A酸(Retinoids) 建議口服藥物： 第一線:去氧羥四環素(Doxycycline) 異維A酸(Isotretinoin) 第二線:米諾環素(Minocycline) 阿奇黴素(Azithromycin) 克拉黴素(Clarithromycin)	建議治療方式： 外用溴莫尼定(Brimonidine) 口服普萘洛爾(Propranolol) 口服卡維地洛(Carvedilol) 真皮內注射肉毒桿菌素	

鼻瘤變化

口服去氧羥四環素(Doxycycline)
異維A酸(Isotretinoin)、手術切除
手術磨皮、電燒、二氧化碳雷射(CO_2 laser)
鉺雅鉻雷射(Er:YAG laser)

眼部變化

眼部清潔、溫敷、按摩、人工淚液
眼科合併照護
(外用、口服、手術、雷射光電治療)

Chapter

08

玫瑰斑常見治療

口服藥物

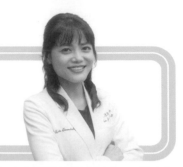

辰星皮膚專科診所 陳逸勳 主治醫師

　　玫瑰斑的治療往往需要內外兼具，口服藥物可以針對整體發炎做改善跟治療，是我們不可或缺的武器。在這裡我們會介紹一些常用的口服藥物，讓大家知道有什麼治療的選擇，針對不同形態的玫瑰斑，會需要不同的處理方式。大多數的患者，也許只要吃一線藥物就會改善，但是也有一部分的患者，對於一線藥物的治療反應不好，對治療失去信心，不停的換醫院求診。其實我們因為不同的考量，也有不同的藥物選擇，但是都需要固定治療幾週甚至幾個月，才能夠慢慢找到有效，並且最適合自己的治療！

　　口服藥物使用上，大多是針對丘疹膿皰型的患者效果比較好，除了讓臉上一顆顆像痘痘一樣的紅疹跟膿皰改善，大多數同時也可以改善整體臉部泛紅喔！因為口服藥物有抑制整體發炎的效果，真是一舉數得，所以大家千萬不要抗拒口服藥物這個選擇。它並不是長期吃藥，而是在嚴重的時候，幫助整體皮膚在比較快的時間，恢復到比較穩定的狀態。

　　我們最常使用的一線藥物，是四環黴素中的 Doxycycline （去氧羥四環素），它是抗生素的一種，但是針對玫瑰斑的治療，不是拿來殺菌，而是透過抑制發炎反應來改善皮膚狀況，同時也可以藉由抑制一氧化氮的合成，間接抑制血管擴張，所以也會改善整體皮膚泛紅。這個藥物也是治療痘痘的口服藥物，機轉都是抑制發炎反應。目前台灣使用的是一顆 100 毫克的 Doxycycline，其實抑制發炎的話，在國外有 40 毫克的緩釋劑形就可以控制玫瑰斑，藥物副作用較低，也減少抗生素的抗藥性，可惜台灣沒有這個選擇。

此外，這個藥物孕婦不能吃，還有一些患者吃了有嚴重的腸胃道不適，或是效果不佳的話，就需要考慮其他二線藥物治療。

接下來會讓大家知道，到底有哪些二線藥物的選擇呢？如果我不能吃一線藥物的話怎麼辦呢？

四環黴素除了 Doxycycline （去氧羥四環素）之外，常被使用的治療藥物就是 Minocycline（美諾四環素），它跟 Doxycycline 是同一個家族的藥物。針對玫瑰斑治療，它同樣可以抑制發炎反應，對於 Doxycycline 效果不好的可以改用 Minocycline，但是這個藥物有極少數人可能有嚴重藥物不良反應，像是自體免疫性肝炎，藥物引起的狼瘡或是色素沈澱，因此雖然治療效果不錯，但是不會是第一選擇。其他抗生素藥物，一樣透過抑制發炎來治療玫瑰斑的，還有 Azithromycin （阿奇黴素）與 Clarithromycin （克拉黴素），針對孕婦分別是懷孕分級 B （對胎兒無危險性）與懷孕分級 C （對胎兒安全性未確定），對嚴重玫瑰斑的孕婦是一個選項，但是臨床證據跟使用還是比一線藥物弱一些。

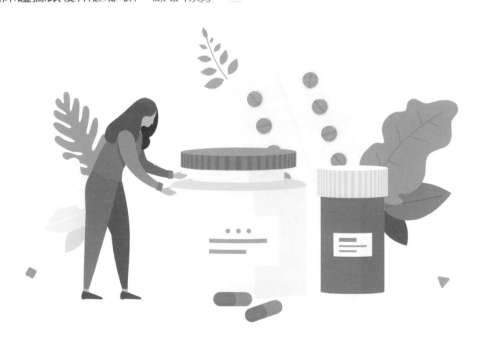

● 如果抗生素類的效果不好怎麼辦？難道就沒有其他選擇了嗎？

對於抗生素效果不好，或是對抗藥性有疑慮的患者，我們還有一個特別的藥物可以選擇，就是口服 A 酸。其實口服 A 酸有很多種類，治療玫瑰斑跟痘痘是一樣的藥物，就是 Isotretinoin （異維 A 酸），商品名稱是 Roaccutane （羅可坦）。它可以抑制皮脂腺增生與油脂分泌，同時透過一些免疫機轉抑制發炎反應。一開始使用這個藥物的時候，醫師用了比較高的劑量治療，但是後面陸續發現，可以用低劑量治療，就可以有不錯的效果，並且降低藥物副作用。可能一天只要吃一顆 10 毫克的 Isotretinoin 就可以抑制發炎，跟以往的一天兩到三顆比起來，大大降低患者的負擔。這個藥物是自費藥品，副作用其實不嚴重，大多是皮膚跟嘴唇變比較乾，可以透過擦凡士林來改善，但是孕婦是絕對不能吃，可能會生出畸形兒，也不可以捐血或是拿給其他人吃，避免不知道的人誤用了。

接受了丘疹膿皰型的口服藥物治療後，有些患者卻覺得持續有泛紅的情況，或是單純血管擴張形的患者，除了上述藥物之外，可能需要考慮使用一些乙形交感神經阻斷劑（β blocker）。在玫瑰斑的治療比較常被使用的有兩個，一個是非選擇性乙形阻斷劑 Propranolol （普萘洛爾），這是治療高血壓的藥物，同時可以減緩焦慮引起的泛紅，不過要小心造成姿勢性低血壓。另外一個選擇有第三代乙形阻斷劑 Carvedilol （卡維地洛），它同時會與 α1 受體產生拮抗，並且有抗氧化與抗發炎的能力。

● 少數有鼻瘤型的患者，該怎麼處理呢？

　　鼻瘤型的患者，會合併鼻子皮脂腺增生與發炎，造成鼻子異常肥厚。除了傳統的手術方式之外，可以選擇口服 Doxycycline 減緩發炎，或是進一步使用口服低劑量 Isotretinoin（每天每公斤 0.3 毫克），可能使鼻子的體積慢慢縮小。

　　最後一個玫瑰斑的形態是眼睛的侵犯跟發炎，這部分的口服藥物治療以抗生素為主，與臉部的治療藥物類似，但是需要經過眼科醫師的專業評估再治療，會比較適當，以上介紹完玫瑰斑口服藥物治療，希望能給民眾滿滿的知識跟收穫。

玫瑰斑口服治療藥物

丘疹膿皰	一線	Doxycycline 去氧羥四環素
		Isotretinoin 異維 A 酸（Roaccutane 羅可坦）
	二線	Minocycline 美諾四環素
		Azithromycin 阿奇黴素
		Clarithromycin 克拉黴素
泛紅與血管擴張		Propranolol 普萘洛爾
		Carvedilol 卡維地洛
鼻瘤型		Doxycycline 去氧羥四環素
		Isotretinoin 異維A酸（Roaccutane 羅可坦）
眼型		Doxycycline 去氧羥四環素

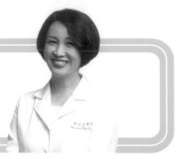

玫瑰斑常見治療
外用藥物

安瑟美皮膚科診所 鄭惠文 院長

　　玫瑰斑的治療過程中，首先還是要了解和減少讓皮膚不穩定的惡化因子；接著，針對玫瑰斑的主要症狀：泛紅、丘疹和膿皰，外用藥物治療部分，可以分為 1. 針對膿皰丘疹治療 2. 紅斑泛紅治療 3. 最近很火紅的蠕形蟎蟲治療選擇三個方向來討論。

① 丘疹膿皰治療

第一線治療

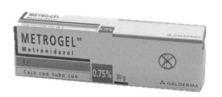

- **Metronidazole**：甲硝唑是一種抗生素和抗原蟲劑，適應症為玫瑰斑引起的發炎性丘疹、膿皰及紅腫，是臨床皮膚專科醫師使用最久也最具有經驗的外用藥物；作用機轉主要為抗氧化與抗發炎的效果。雖然台灣沒有乳霜（Cream）劑型，只有凝膠（Gel）劑型，使用時偶爾對皮膚會有刺癢敏感的情況，但考量到證據力充足、使用經驗豐富且效果好，仍為治療膿皰丘疹的外用藥物首選。

- **Azelaic acid**：杜鵑花酸（Azelaic acid） 是皮膚科常用的外用藥物，又可稱為 「壬二酸」，主要常用在痤瘡的治療， 但其抗發炎的效果主要是因為可以抑制 激肽釋放酶 -5 （KLK5）以及抗菌肽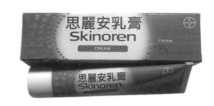
（Cathelicidin），這兩者在玫瑰斑致病機轉上是非常重要的因子，所以在玫瑰斑的治療也會建議使用。雖然在台灣同樣只有 20% 的劑型，臨床上在使用初期時，可能會出現暫時搔癢、刺癢、泛紅、灼熱感的現象，和其微酸性有關，一般在連續使用一段時間後，這些刺激性的反應會逐漸緩解，所以一開始擦時，建議可以先薄擦及小範圍使用，等到皮膚慢慢習慣及適應後，慢慢擴大範圍，因為壬二酸在絕大部分族群都有很好的安全性，療效與其他外用藥物相比也有不遜色的表現，因此也十分建議使用。

第二線治療

- **Calcineurin inhibitors**：包含我們常見的 Tacrolimus 以及 Pimecrolimus 兩種，這兩個藥物因為可以選擇性抑制發炎反應，所以也有些文獻把它列在紅斑血管擴張型或丘疹膿皰型玫瑰斑的治療藥物中，但有效性的證據相對比較薄弱，或是使用上有時也可能誘發敏感反應，所以是屬於第二線治療，建議在皮膚專科醫師的指導下使用。

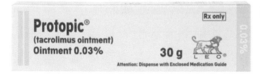

- **Topical retinoids**：主要是去調控類鐸受體（TLR2）的途徑，也可以改善表皮的調理代謝。過去不少研究在比較玫瑰斑藥物的外用治療中，

有顯示外用 A 酸在治療上的有效性，但相對於前面提到 Metronidazole 以及 Azelaic acid 的證據力仍相對不足一些，所以目前仍列在第二線的治療當中。

② 紅斑泛紅治療

前面提到的治療膿皰丘疹的藥物，大部分對於改善紅斑也都會有效果，但接下來這部分將會特別介紹專用於治療紅斑或泛紅的外用藥物。

- **Brimonidine**：為紅斑泛紅治療的主要藥物，該藥物為高選擇性的 α2 腎上腺素受體作用劑（α2-adrenergic 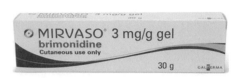 agonist），也因為該特性可以達到血管收縮的作用，但也因此具有很高的刺激性，在使用上也有很多需要特別小心的地方，否則很有可能會引起所謂的反彈性發紅。目前台灣可取得針對紅斑泛紅的外用治療藥物當中，Brimonidine 有比較高的證據力來支持它的使用效果。

③ 蠕形蟎蟲治療

蠕形蟎蟲（Demodex）相關研究及針對玫瑰斑的治療，是近期討論度很高的議題，若是經皮膚專科醫師判斷皮膚不穩定的狀況是由蠕形蟎蟲所導致，可以治療的外用藥物主要是以下兩種。

- **Ivermectin**：主要作用為抗發炎和殺蟲，在 FDA 核准的適應症中主要是以丘疹膿皰的治療，抗蟎蟲是該藥品效果的一部份。建議玫瑰斑患者在皮膚專科醫師診治下或是進行蟎蟲密度檢查後，在懷疑皮膚的症狀和蠕形蟎蟲有關的時候，可以建議使用抗蟎蟲藥物進行治療。雖然越來愈多文獻及臨床證據都支持 Ivermectin 是 Rosacea 治療上非常有效的藥物，但玫瑰斑的多重病因及不同表現症狀，常會搭配不同治療藥物；而

且 Ivermectin 在初期使用，少數人會有惡化期皮膚不穩定的狀況，建議在皮膚專科醫師的指導下，進行玫瑰斑的治療，而非自行網路搜尋資訊，而單純使用抗蟎蟲藥品來治療玫瑰斑。

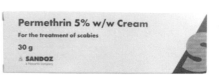

- **Permethrin**：該藥物相對來說實證醫學證據較少一些，但同樣具有好的抗蟎效果，並且是孕婦可以使用的外用藥物，所以在針對蟎蟲治療中，是 Ivermectin 以外的選擇。

以上為常用治療玫瑰斑的外用藥物，因為玫瑰斑從成因到症狀，非常千變萬化，而藥物在治療過程中，也因為玫瑰斑患者的皮膚常處於角質屏障也不穩定的狀態，相關不良反應也常見，因此建議玫瑰斑的治療，還是要規律在信任的皮膚專科醫師指導下進行，才可以得到良好的結果。

玫瑰斑外用治療藥物

丘疹膿皰	一線	Metronidazole 甲硝唑
		Azelaic acid 杜鵑花酸
	二線	Calcineurin inhibitors 鈣調磷酸酶抑制劑
		Topical retinoids 外用 A 酸
紅斑泛紅治療		Brimonidine 酒石酸溴莫尼定
蠕形蟎蟲治療		Ivermectin 伊維菌素、Permethrin 苄氯菊酯

Chapter

09

第9章

玫瑰斑常見治療
雷射光電、肉毒桿菌素注射

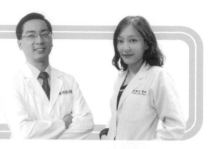

林政賢皮膚科診所 林政賢 院長 / 高雄醫學大學附設紀念醫院皮膚科 陳盈君 主治醫師

除了口服藥和外用藥可以治療玫瑰斑外，其實還有許多其他的方式，包括雷射光電、肉毒桿菌素以及手術等等，對玫瑰斑也有效。以下就一一來說明。

雷射光電

在本書的第二章就有提到，玫瑰斑病友常常會有臉紅及微血管擴張的情形。雖然一些口服藥和外用藥，會讓臉紅的情況有所改善，但仍會有治療瓶頸。

病友若仍有持續性的微血管擴張，或對藥物治療成效不佳，此時，就是雷射光電派上用場的時候了。

● 原理

臉紅其實就是血管擴張、充血的表現。所以要讓臉退紅，就要破壞這些異常擴張的血管。因此，我們可以利用皮膚內不同物質會吸收不同雷射波長的特性來破壞它。

　　我們可以使用特別容易被紅血球吸收的雷射波長。當雷射光打在皮膚上，穿透皮膚後，會被血管中的紅血球吸收（圖 1a）。紅血球被加熱後，會將熱傳導到周圍的血管壁上，造成血管的破壞（圖 1b）。這些異常擴張的血管被破壞後，自然就不會充血（圖 1c），臉紅和微血管擴張的情形，也就跟著改善了（圖 1d）。

　　另外，有一些研究指出，這些種類的雷射光電，也可以藉由降低發炎反應，進而減少玫瑰斑患者臉部常有的刺痛感，甚至可以減少蠕形蟎蟲的數量，這些都有助改善玫瑰斑患者的症狀。

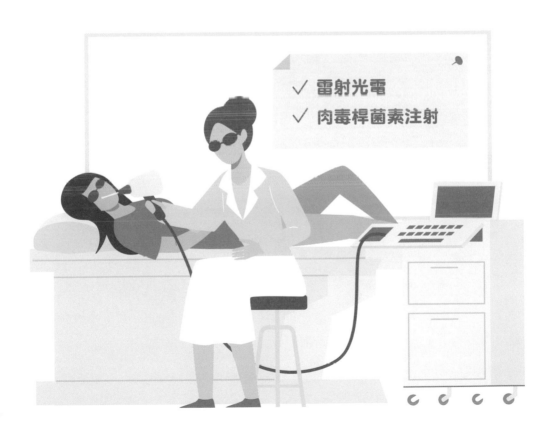

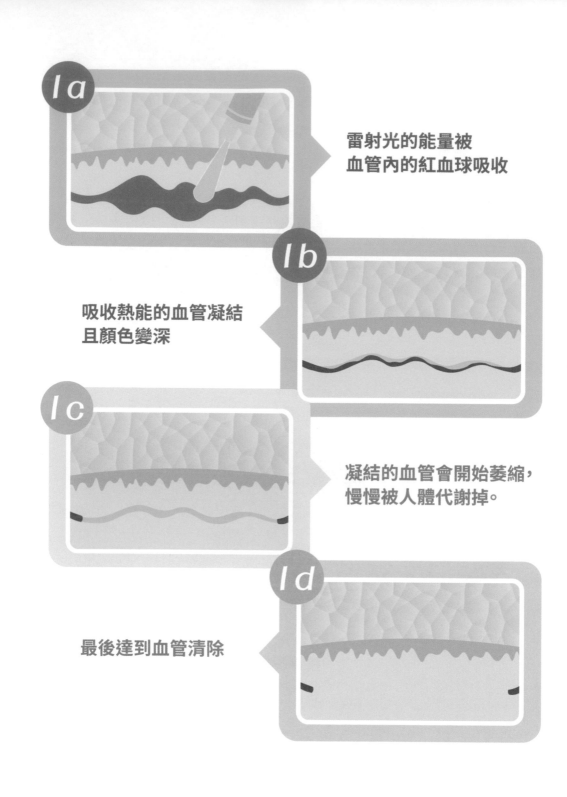

Ia 雷射光的能量被
血管內的紅血球吸收

Ib 吸收熱能的血管凝結
且顏色變深

Ic 凝結的血管會開始萎縮,
慢慢被人體代謝掉。

Id 最後達到血管清除

● 儀器選擇

那麼，哪些雷射光電儀器的效果比較好呢？傳統上波長 595 及 585 奈米的脈衝染料雷射，是最早使用在治療玫瑰斑的臉紅及微血管擴張上的雷射。而後出現的新一代「飛梭化」的二極體雷射，包括波長 577 奈米的琥珀雷射和 585 奈米的黃雷射，在臨床經驗上也有不錯的效果。

強力脈衝光也很常用在玫瑰斑的治療，根據文獻的整理分析，它的效果與傳統雷射的療效差不多。另外，波長 1064 奈米的長脈衝雷射也常用在玫瑰斑的治療。其他像是微針電波，無線電波，高能聚焦音波，甚至光動力療法等等，也都有一些零星的研究報告，只是可能還需要更多的研究來驗證。

病友到底適合使用哪種雷射光電，需與治療醫師好好討論。因為，每種雷射都有其優缺點，每位病友的皮膚特性也都各不相同。用在 A 病友很有效的雷射，用在 B 病友臉上不一定能保證有一樣好的效果。而且就算使用了同樣波長的雷射，依照各家儀器內部設定參數的不同，還有操作醫師的臨床調整及手法不同，這些變因都會影響最後的成效。

但是無論如何，依照目前玫瑰斑的治療共識，大部分的醫師專家都不建議在玫瑰斑不穩定，或是常常發作的時期，讓病友接受這些雷射光電的治療。因為不穩定的玫瑰斑，很可能會因為雷射的刺激，反而發炎得更嚴重，導致臉紅及灼熱感更不容易消退。

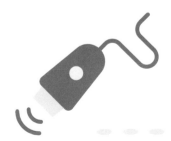

　　圖示為「紅斑血管擴張型 玫瑰斑」男性患者（圖 2a）。 在篩檢蠕形蟎蟲後，蟎蟲數量的確偏高。因此建議先用具有抗蠕形蟎蟲及抗發炎雙效的藥膏「舒利達」，將蠕形蟎蟲的數量降低，臉紅其實就已經改善不少（圖 2b）。接著，再以 585 黃雷射治療殘留的臉紅，患者的皮膚持續進步至接近正常皮膚的狀態（圖 2c）。

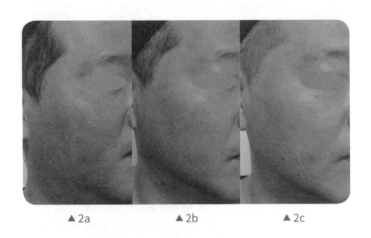

▲ 2a　　　　　▲ 2b　　　　　▲ 2c

肉毒桿菌素注射

● 肉毒桿菌素在醫學及美容的應用

　　相信愛美的民眾對於肉毒桿菌素應該不陌生。這二十多年來，肉毒桿菌素在醫學美容市場，已經是家喻戶曉的明星產品。一開始肉毒桿菌素注射治療，主要都是使用在顏面神經失調所導致的顏面肌肉痙攣或扭曲，但是很快地，醫師發現肉毒桿菌素在放鬆肌肉後，可以進而減少動態紋或是縮小肥大的肌肉，所以對於顯老的抬頭紋、皺眉紋，或者是因為咀嚼肌過度肥大的國

字臉等等，有很好的治療成效。不管在美國或是台灣，肉毒桿菌素注射都是醫學美容治療項目的前三名。

最近幾年，肉毒桿菌素注射的應用又更擴大了，它已經不再侷限於除皺或是縮小肌肉，因為很多專家發現，它對於局部多汗症及偏頭痛也有療效。肉毒桿菌素在醫學及美容上的廣泛應用，也是它在 2017 年會登上美國時代雜誌（TIME）封面的原因。

● **原理**

而在玫瑰斑的治療中，肉毒桿菌素注射也有其獨特的角色。故事的起源，是從西元 2004 年的一篇病例報告開始。該論文提到「紅斑血管擴張型玫瑰斑」患者，在接受了光電治療失敗後，幫他進行肉毒桿菌素的注射，結果改善了玫瑰斑症狀。

自此之後，有越來越多的科學文獻顯示，肉毒桿菌素注射對於玫瑰斑，確實有一定的療效。雖然它的作用機轉，到目前為止尚未完全明朗，但普遍認為，由於皮膚的神經胜肽（Neuropeptides）會引發血管擴張及真皮內的發炎反應，甚至皮脂腺的活性等等反應，而導致玫瑰斑的許多症狀，而肉毒桿菌素，可以抑制或干擾這些神經胜肽在皮膚內的釋放，因此能改善玫瑰斑。

簡單來說，玫瑰斑的臉紅，一部分就是這些「神經」和「血管」失調過動的結果。而肉毒桿菌素注射，推測可以阻止這個失調過動的情況，也就是讓皮膚過度敏感的神經血管暫時「強制關機」，這樣再「重新開機」後，玫瑰斑的臉紅情況就可能會有所改善。

不過，依照目前科學文獻及皮膚科專家的共識，肉毒桿菌素注射並非適合「各階段」及「各種」玫瑰斑的病友。

現階段建議使用在穩定期的「紅斑血管擴張型玫瑰斑」，若病友臉紅仍持續發作，再來考慮肉毒桿菌素的治療。但是「丘疹膿皰型玫瑰斑」，或急性發作的各型玫瑰斑，肉毒桿菌素注射治療並不一定有療效，有時甚至會刺激皮膚，造成病友的不適感。

所以病友們在接受這個治療之前，一定要跟有經驗的皮膚科專科醫師配合，討論目前情況後，再選擇最適合你的治療方式。千萬不可冒進，醫病共同合作才能讓皮膚長治久安，永保安康。

● 案例

圖示為「紅斑血管擴張型玫瑰斑」女性患者（圖 3a）。篩檢後她的蠕形蟎蟲偏高。在接受具有雙效的「舒利達」藥膏一個療程後，臉紅已進步很多，只剩淡淡的紅斑（圖 3b）。筆者再幫她進行 585 黃雷射的治療，並搭配肉毒桿菌素注射，臉紅已退至接近正常皮膚（圖 3c）。

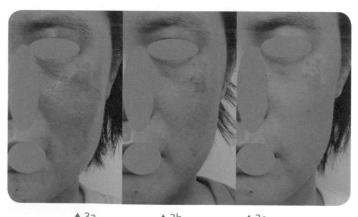

▲ 3a　　　▲ 3b　　　▲ 3c

鼻瘤型玫瑰斑的治療

鼻瘤是一種鼻部軟組織增生的玫瑰斑亞型，並不是所有玫瑰斑的病友都會出現這種現象。但是一旦出現，其特殊的外型，確實會造成更多外觀上的困擾。它的治療，也跟之前提到的「紅斑血管擴張型玫瑰斑」，以及「丘疹膿皰型玫瑰斑」有所差異。

因為，此亞型是結締組織已經有增生的現象，所以單單使用上面所提到的雷射光電，或是肉毒桿菌素注射，對於這些增生的組織，治療效果不佳。一般需要用手術切除過度增生的贅瘤，或者是用汽化型的雷射，如鉺雅鉻雷射，或者是二氧化碳雷射，把增生組織給燒除掉，才能真正達到外觀上的改善。

不過這類手術或雷射，通常術後恢復期比較長。

在近期的醫療文獻中，也有專家嘗試用二氧化碳飛梭雷射，去取代以上傳統的治療，對於某些贅瘤增生尚不太嚴重的病友，二氧化碳飛梭雷射也有一定的治療效益，而且術後恢復期也相對縮短。

結論

雷射光電以及肉毒桿菌素，在玫瑰斑的治療上，扮演了一定的角色。

隨著科技的進步，以及新的治療參數的研究，可以讓療效更快，恢復期卻能大大地縮短，還能減少各種副作用及併發症，對於病友來說幫助很大。不過最重要的還是治療時機點的精準掌握，以免讓症狀反而變得更糟。

所以建議病友要和醫師詳細溝通討論病因，才是確保療效的不二法門。

Chapter
10

第 10 章

玫瑰斑日常保養
清潔、保濕、防曬、彩妝

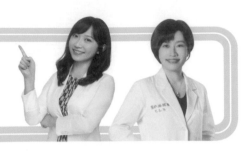

真心皮膚科診所 周宛儀 院長 / 懿聖皮膚科診所 游懿聖 院長

　　玫瑰斑的病友屬於敏弱的膚質，除了用藥控制之外，日常保養也需要多費心，保養以簡單為原則，做好適度的清潔、保濕、防曬，對維持玫瑰斑穩定都是非常重要的一環；等治療一段時間達到穩定期時，如果需要上妝也可以選用合適的產品遮瑕，可以讓整個人氣色更好也增加自信心。

- **溫和清潔**：溫和的清潔除了可以洗去臉部髒污，也可以輔助在使用殺蟲藥物時洗掉蠕形蟎蟲的屍體，避免誘發續發性過敏反應。

- **保濕**：適度的保濕可以修護皮膚障蔽。

- **防曬**：防曬做好可以減少紫外線刺激。

- **彩妝**：有些場合需要上妝，妝品的挑選有哪些要注意的地方，以下就要介紹玫瑰斑的患者關於清潔、保濕、防曬，以及上妝時的重要提醒。

　　平時建議使用不添加香料的保養品，第一次使用新產品時建議先小面積的試用，如果沒問題再大面積塗抹比較安全，若不知道自己的膚況適合何種保養品或彩妝，請諮詢您的皮膚科醫師。

① 溫和清潔

洗臉宜使用無皂鹼、含有較溫和的非離子性或兩面性界面活性劑的產品，且酸鹼值應為中性或弱酸性，以洗臉完不會乾澀為原則。洗臉時避免使用過熱或過度冰冷的水、也不建議使用具有去角質效果或過度清潔的洗臉產品。

若有上妝，建議使用卸妝乳或卸妝液，不要使用卸妝油，避免乳化不完全堵塞毛孔，卸完妝再以溫和的洗面乳洗一次。

② 保濕避雷

研究顯示，充份的保濕不論在急性發作期，或是症狀穩定的維持期，都可以改善玫瑰斑的症狀，降低肌膚不適；皮膚保溼劑主要的功能在於重建皮膚屏障，讓皮膚恢復正常的保水量，進而讓皮膚的酸鹼值、菌叢都越來越健康。皮膚屏障就像房子的屋頂，當屋頂防水層做好了，可以更有效的抵擋風吹日曬，降低環境對皮膚的影響。

③ 防曬多重

紫外線是最常見造成玫瑰斑惡化的原因，因此嚴格的防曬，對玫瑰斑患者非常重要；如何在每天的生活當中都落實好防曬，也是玫瑰斑患者需要時時謹記在心、日日實踐的重要事項，有效的多重防曬包括行動、衣物、防曬乳三方面。

- 行動：避免在一天當中紫外線最強的時間——上午十點到下午兩點——從事戶外活動，如果真的要在這個時間點外出，請盡量找尋陰影處，減少紫外線直接曝曬。

- 衣物：當必須曝露在陽光下時，戴上寬邊帽、撐陽傘，或是戴上墨鏡、口罩，都可以有效阻擋紫外線。

- 防曬乳：選擇防曬係數超過 SPF 30，同時可以防禦 UVA 的防曬乳，目前並沒有任何一種防曬劑明顯優於其他的防曬劑，然而，玫瑰斑的膚質天生敏弱，如果要避免有機性（化學性）防曬劑吸收紫外線後產生局部灼熱，而引發不適，建議玫瑰斑的膚質選擇無機性（物理性）的防曬乳，出門前均勻塗抹在臉上。

另外，常常被忽略的是，防曬乳不是只要擦了就有用，防曬乳擦的量要足夠，才能發揮正常的效用，成人臉上一次使用一毫升（大約四分之一茶匙）的量才足夠，以自己的食指指節為計算單位的話，一次擠出兩個食指指節長的防曬乳，也會約略等於一毫升的量，剛好擦滿全臉。

有效的多重防曬，是擦足夠量的防曬乳，如果長時間待在室外或從事水上活動，也要記得適時補擦防曬乳。此外，隨身攜帶陽傘、出門前順手戴上帽子，一個小動作，就可以阻絕一半的紫外線；最重要的，是具備防曬的觀念，每天落實防曬的習慣，才能真正地減少紫外線帶來的負面影響。

簡而言之，防曬需要行動、衣物、擦防曬乳一起執行，才會事半功倍。

④ 彩妝指南

玫瑰斑的患者因為常常有泛紅的問題，因而造成社交上的困擾，可以選擇綠色基底的粉底來修飾膚色，粉底選擇盡量使用乾粉狀的產品，除了可以吸除過多的油脂、避免塞住毛囊開口之外，乾粉狀的粉體可以折射紫外線，也會有些許物理性防曬的效用。

值得注意的是，有些珠光粉底宣稱可以讓肌膚折射出彩虹般光澤，玫瑰斑的患者要盡量避免使用此類粉底，因為這類粉底通常含有雲母顆粒，雲母顆粒會讓皮膚有刺激感、癢感，甚至形成粟粒疹，玫瑰斑的患者要記得避開這類產品。

為了減少上妝時在皮膚上過度拖拉、搓揉，玫瑰斑的患者盡量使用材質軟的刷子來上妝，避免使用海綿過度刺激皮膚，也是上妝時需要注意的細節。

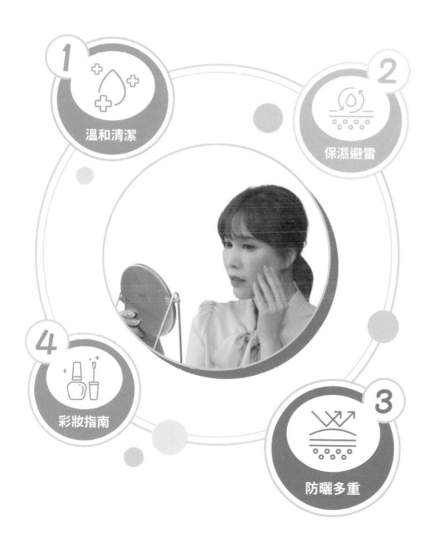

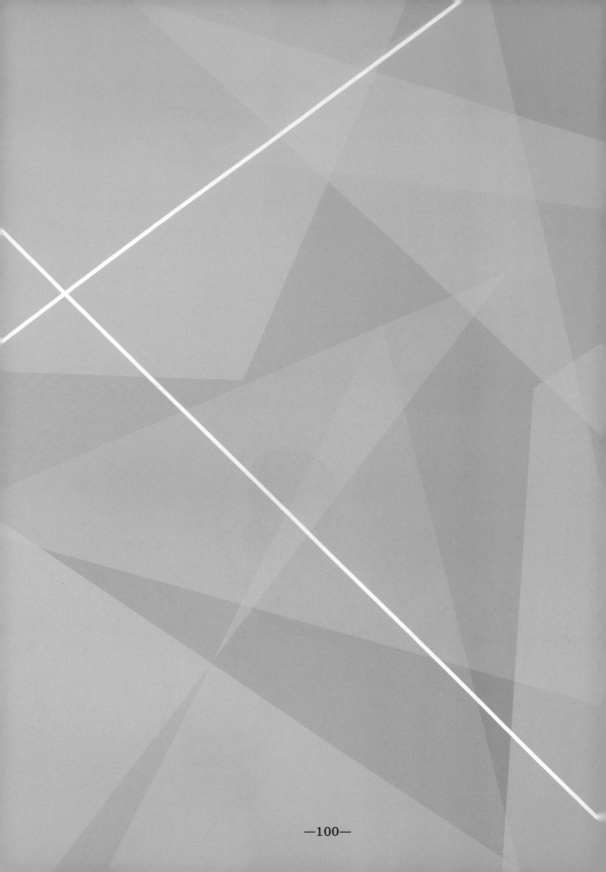

Chapter

11

第11章

玫瑰斑日常生活注意事項
飲食、環境、情緒、壓力、睡眠、運動

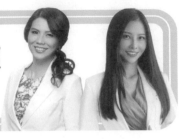

童麗娜皮膚專科診所 童麗娜 院長 ／ 林口＆台北長庚紀念醫院皮膚科 王芳穎 主治醫師

　　玫瑰斑是一種致病機轉複雜的慢性發炎性皮膚疾病，要有效治療玫瑰斑，必須配合專業醫師的治療、日常溫和的皮膚保養和良好的生活習慣三管齊下，才能達到最好效果。

　　有些玫瑰斑病友以為只要透過擦藥、吃藥、或是醫學美容，就可以治癒玫瑰斑，這樣觀念是錯誤的。對玫瑰斑病友來說，避免刺激是相當重要的，所謂的刺激除了直接對於皮膚的刺激，還包含了來自環境的刺激，以及情緒的刺激。

　　因此，除了溫和的皮膚保養之外，玫瑰斑病人還應注意日常生活中的一些細節，以避免刺激和症狀的惡化。透過健康平衡的生活方式，減少生活環境的刺激，可有助於控制症狀和預防病情加劇，更能改善生活品質。在本章節中，我們將提供一些有關玫瑰斑日常生活注意事項的建議，幫助玫瑰斑病友們維持穩定的皮膚狀況。

① 飲食

對於玫瑰斑病友來說，飲食是一個可以影響症狀嚴重程度的因素，有些食物成份可能會造成玫瑰斑惡化，而有些食物成份似乎具有保護作用，並不是所有食物成份跟玫瑰斑的關聯都非常明確，每個人的狀況也不一定相同，以下提供目前關於飲食方面的研究證據及建議，可以當作病友們選擇食物的參考：

● **避免刺激性食物和飲料**：最常造成玫瑰斑症狀誘發的飲食觸發因素包括酒精和辛辣食物，因為酒精會使潮紅加劇，因此玫瑰斑過去又稱為酒糟，但這個名字會讓人誤會玫瑰斑病人都愛喝酒，造成污名化，因此我們建議以玫瑰斑這個名稱取代以往的酒糟。而含有辣椒素的辛辣食物也是誘發玫瑰斑惡名昭彰的原因之一，可能會導致泛紅或敏感症狀出現，玫瑰斑病友應該盡量避免。

● **盡量避免含有肉桂醛的食物**：例如蕃茄、柑橘類水果、肉桂、巧克力都是常見富含肉桂醛的食物。

● **盡量避免富含組織胺的食物**：例如奶酪、葡萄酒、酸菜和泡菜、醃製或發酵的加工肉類，都是常見富含組織胺的食物。

● **盡量避免富含菸鹼酸的食物**：菸鹼酸，又稱維生素 B3，可能會造成玫瑰斑的泛紅，例如肝臟、香菇、豆類、芝麻、花生、肉、魚等都是富含菸鹼酸的食物。

● **盡量避免高脂肪食物**：高脂肪食物(例如肥肉、炸物、豬油)的攝取與紅斑血管擴張型和鼻瘤型玫瑰斑有正相關，可能與慢性發炎有關。

- **盡量避免過熱或過冷的食物和飲料**：過熱或過冷的食物和飲料可能會刺激皮膚，導致玫瑰斑的症狀加劇。尤其是熱咖啡和熱茶，是常見玫瑰斑發作的誘發原因。

- **適量範圍內多攝取具有保護作用的食物**：目前沒有明確證據表明特定的單一營養素可以治療玫瑰斑的症狀。然而，一些研究發現有些食物似乎具有保護作用，例如 Omega-3 和鋅。Omega-3 是一種不飽和脂肪酸，包括 EPA、DHA 和 ALA。由於 EPA 和 DHA 可以抑制發炎，文獻中發現對眼部型玫瑰斑及乾眼的症狀改善似乎有效果，富含 Omega-3 中的 EPA 和 DHA 的食物包括鮭魚、鯖魚、鮪魚、秋刀魚、沙丁魚等高脂肪深海魚類，可當作選擇飲食的參考。

鋅對於免疫系統的發展十分重要，並具有抗氧化和抗發炎的特性，有研究試驗發現服用鋅可以顯著改善玫瑰斑症狀，含鋅的食物包括蠔、牡蠣、小麥胚芽、牛肉、堅果、豬肉等。另外，使用某些益生菌，似乎對於腸道菌平衡和玫瑰斑的症狀有幫助。雖然這些食物對於玫瑰斑的改善研究結果並沒有一致，需要更進一步的研究來證實，但仍然可以當作大家選擇食物的參考。

② 環境

- **給皮膚溫和的環境**：溫和清潔保養皮膚，避免使用含有酒精或其他刺激性成份的化妝保養品，減少對皮膚的刺激。

- **注意家中的溫度和濕度**：過熱或過濕的家中環境可能會刺激皮膚，導致玫瑰斑病的症狀加劇。建議您維持家中的溫度和濕度在適當的範圍。

- **避免空氣污染**：空氣污染可能會刺激皮膚，導致玫瑰斑病的症狀加劇。建議您避免在高污染的地方工作或居住。

- **避免過熱**：任何會使體溫升高的活動或環境都可能引發玫瑰斑症狀，熱會使微血管擴張，造成泛紅和敏感症狀加劇。因此玫瑰斑病友應該盡量避免過熱的環境、飲品、或食物，洗澡時盡量洗溫水澡，及用淋浴取代泡澡，避免過熱。夏天感覺過熱時，可在脖子上蓋一塊冷的濕布、喝一杯冷飲，或用風扇、空調保持涼爽，冬天則建議使用洋蔥式穿法，方便在開始感覺到過熱時脫掉衣服。

- **避免過冷**：一般來說涼爽的環境是玫瑰斑病友比較舒適的狀態，但過冷也是一種刺激，會造成玫瑰斑惡化。病友們應避免冬天時冷冽的冷風直接吹到臉部，因此可適度的用遮蔽來減少強風或過冷的刺激，但避免選用羊毛或粗糙、容易過敏或悶熱的遮蔽用品，以免造成皮膚更加敏感。另外在寒冷乾燥的秋冬季節，應隨時重複補充保濕乳霜，加強皮膚障壁以避免灼熱、刺痛、敏感等症狀。

- **避免紫外線的刺激**：紫外線可能會刺激皮膚，導致玫瑰斑的症狀加劇，幾分鐘的陽光照射，可能使病友產生無法控制的潮紅和紅腫。建議病友們避免在紫外線最強烈的中午時段曝曬，每天應使用溫和的防曬產品來避免紫外線的刺激，可以選擇成分含有氧化鋅或二氧化鈦的無香味防曬產品，這些物理性防曬成份刺激皮膚的機會較低。除了防曬產品，戴帽子、撐傘以及躲避於屋簷下這些物理性遮蔽也很重要，可以盡可能避免紫外線造成的刺激和傷害。

　　情緒和壓力也可能加重玫瑰斑的症狀。如果壓力導致您的皮膚症狀變嚴重，您可以學習如何管理情緒及壓力以避免玫瑰斑的復發。以下是一些關於情緒管理和壓力減輕技巧的建議：

- **參加一些幫助您減壓的活動**：常見的壓力減解方式包括瑜珈、冥想、聆聽減壓音樂、與朋友聊天、做自己喜歡的事情，都是很好的紓壓方式。

- **維持良好的支持系統**：良好的家庭和朋友關係有助於支持情緒健康，更能減少玫瑰斑的症狀。加入玫瑰斑病友社團，與共同受玫瑰斑所困擾的病友們互相分享經驗和減壓。另外，找一位自己信任的皮膚專科醫師長期追蹤治療，對於玫瑰斑病友來說也是相當重要的支持系統。

- **情緒管理**：易感性強的人可能會更容易受到情緒的影響，建議參考情緒管理技巧，例如在感受到壓力、緊張或負面情緒的時刻，可以深吸氣，屏住呼吸，然後緩慢呼氣。

- **健康的生活方式**：日常生活可能充滿緊張和壓力，而這些壓力可能會導致玫瑰斑的症狀加劇。除了前述的壓力減輕方法，健康的生活方式，例如健康飲食、運動、保持社交聯繫，也有助於減少壓力。

- **維持良好的睡眠品質和作息**：睡眠不足或品質不好可能會加劇玫瑰斑的症狀，因此建議保持良好的睡眠習慣和作息。

- **尋求專業幫助**：如果您情緒困擾嚴重，已經影響到生活，也可以尋求專業幫助，例如諮詢心理師或身心科醫師，並遵循醫師的指示進行治療。

④ 運動

　　任何會使體溫升高的活動都可能引發玫瑰斑症狀，運動時因為可能引起體溫升高，也有可能會引發皮膚泛紅、玫瑰斑症狀惡化。但因為運動是維持身體機能和身心平衡的重要方式，我們仍然建議玫瑰斑病友應該要適度運動，病友們可以調整運動的內容以減少玫瑰斑的發作。

- 選擇涼爽的環境運動，例如有空調的健身房或是陰涼的戶外。

- 高強度運動可能引發玫瑰斑，所以運動時可以選擇中度或輕度的運動，另外水對皮膚也有冷卻的效果，也可以嘗試在水中運動。游泳、散步、瑜伽和低強度的有氧運動都很適合玫瑰斑患者。運動以循序漸進為原則，長時間的運動若容易引起發作，可將每天的運動時間切割成數小段。

- 運動時可以攜帶幫助降溫的用具，例如將脖子後面放一條涼爽的濕毛巾，過熱時喝冰水都可以幫助降溫。

⑤ 總結

　　以上我們提供了關於玫瑰斑病友在飲食、環境、睡眠、情緒、運動等日常生活需要注意的事項，最後提醒各位玫瑰斑病友：

- **找到一位自己信任的皮膚專科醫師長期追蹤治療**：通常，在治療方向正確的情況下，大約二個月內應該可以看到疾病的好轉，但仍需耐心持續追蹤治療至穩定的狀況。玫瑰斑病友對醫師的信任度及醫師的心理支持都可以幫助穩定病友的情緒，對穩定症狀也有一定的幫助。

- **養成生活日記的習慣**：找出自己的惡化因素是玫瑰斑控制中最重要的一環。玫瑰斑的誘發因素因人而異，認真的做一本玫瑰斑生活日記有助於找出專屬自己的誘發因素。日記中仔細記錄每天的日常生活細節及皮膚狀況，包含所處的環境、睡眠、情緒、吃的食物及新使用的護膚產品等，也請身邊的親友、同事、同學協助觀察自己的臉是否有泛紅狀況，以便即時做記錄，再從日記中的發作紀錄中去統計歸納出可能的惡化因素進而控制。

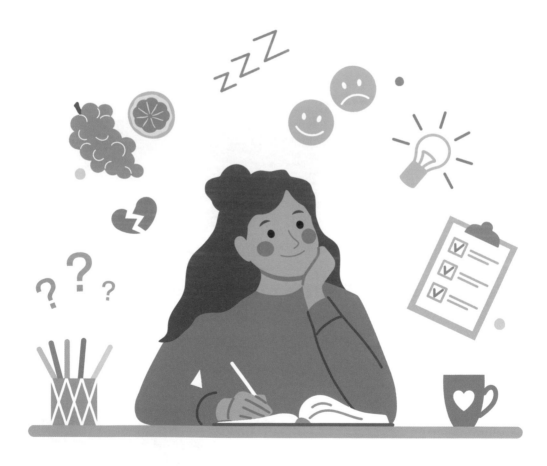

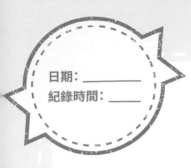

日期: _____
紀錄時間: _____

玫瑰斑生活日記

今天的氣候	□ 豔陽天　□ 高溫　□ 寒冷　□ 乾燥　□ 多風　□ 雨天 □ 陰天　　□ 其他:_____

今天的身心狀態	□ 壓力　□ 焦慮　□ 憂鬱　□ 興奮　□ 生氣　□ 疲勞 □ 晚睡　□ 日夜顛倒　□ 其他:_____

今天身處的環境	□ 悶熱室內 □ 廚房熱氣 □ 戶外曝曬 □ 其他:_____

今天的活動	□ 室內重訓　□ 室內有氧　□ 室內健身房　□ 瑜珈 □ 戶外散步　□ 戶外慢跑　□ 戶外自行車　□ 戶外旅遊 □ 熱水澡 / 溫泉 / 三溫暖　□ 其他:

使用甚麼保養品 / 化妝品	□ 常態使用:_____ □ 與平常不同:_____

使用甚麼口服 / 外用藥品	□ 常態使用:_____ □ 與平常不同:_____

飲食	□ 辛辣食物 / 胡椒 / 花椒 / 辣椒　□ 酒精 / 含酒料理 □ 熱飲 (咖啡 / 茶 / 可可 / 熱湯) □ 巧克力　□ 炸物 □ 奶類 (牛奶 / 拿鐵 / 乳清蛋白 / 奶茶 / 起司 / 奶酪) □ 麵包 / 甜點 / 蛋糕 / 餅乾　□ 加工醃製肉類 / 罐頭 □ 含糖手搖飲　□ 水果 (番茄 / 柑橘 / 其他:_____) □ 其他:_____

發作情況

皮膚穩定度	□ 進步　□ 持平　□ 輕微發作　□ 嚴重發作 □ 出現新症狀：＿＿＿＿＿＿＿＿＿＿＿＿＿
發作持續時間	持續時間：＿＿小時＿＿分
症狀	□ 泛紅　□ 灼熱　□ 刺痛　□ 乾燥　□ 脫屑　□ 膿皰 □ 丘疹　□ 浮腫　□ 膨疹　□ 眼部症狀
緩解方式	□ 自行緩解　□ 冰敷　□ 擦乳液　□ 用藥：＿＿＿＿

▼ 請將發作部位著色紀錄於臉圖上 ▼

可能發作原因：

其他特記：

 為今天自己的努力鼓鼓掌吧!

Chapter

12

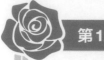

第12章

玫瑰斑特殊類別

眼部玫瑰斑

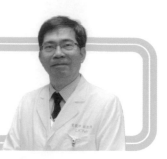

長庚紀念醫院北院區眼角膜科 葉龍坤 主治醫師

眼部玫瑰斑之介紹

眼部玫瑰斑又稱眼酒糟（Ocular rosacea）是屬於眼表層發炎疾病的一種，常引起眼睛紅腫並且有燒灼感及眼睛癢等不適症狀。眼部玫瑰斑在分類上屬於第四型玫瑰斑，常發現於臉部有第一至三型玫瑰斑的病人。至於是眼部玫瑰斑先出現還是臉部玫瑰斑先發生並不一定，有些病人是先發現眼部玫瑰斑，而後有臉部玫瑰斑表現。眼部玫瑰斑常發現於皮膚已有玫瑰斑的問題，但也可能只有眼部玫瑰斑而無皮膚玫瑰斑，這一點在診斷上是容易被忽略而延誤的。

眼部玫瑰斑伴隨臉部皮膚玫瑰斑，發生率女生多於男生，而只有眼部玫瑰斑患者通常以男生居多。眼部玫瑰斑的成因目前不是很明朗，已有一些文獻指出可能與遺傳因素、環境因素、細菌滋生、瞼板腺阻塞（Meibomian gland dysfunction）、眼瞼感染蠕形蟎蟲（Demodex blepharitis），以及可能引起胃及十二指腸潰瘍的幽門螺旋桿菌（Helicobacter pylori）有相關。

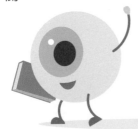

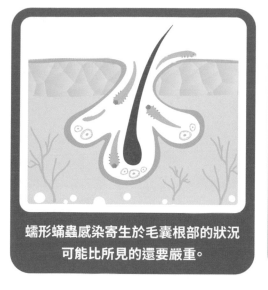

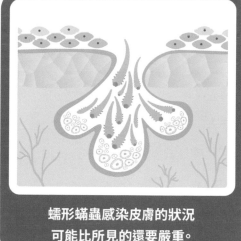

蠕形蟎蟲感染寄生於毛囊根部的狀況
可能比所見的還要嚴重。

蠕形蟎蟲感染皮膚的狀況
可能比所見的還要嚴重。

眼部玫瑰斑之症狀

　　眼部玫瑰斑的臨床表現和症狀可以出現在臉部玫瑰斑的皮膚症狀之前、同時或之後，也可能只單獨出現眼部玫瑰斑症狀，而且眼部玫瑰斑的嚴重程度有時和臉部玫瑰斑皮膚症狀的嚴重程度並不一致。

　　眼部玫瑰斑的的臨床表現和症狀可以只有單眼或是雙眼同時存在，常見表現如下：**眼睛紅、灼熱痛感、搔癢、流眼淚、眼睛乾澀、異物感、視力模糊、對光線敏感或怕光、眼結膜新生血管或血管擴張、反覆眼瞼紅腫、眼表層或眼瞼重覆感染如結膜炎、眼瞼緣炎、麥粒腫（針眼）或霰粒腫**等。

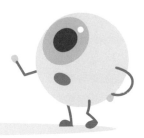

▲ 圖一、治療前眼部玫瑰斑外觀照片，兩眼紅、泛淚。

▲ 圖二、治療後眼部玫瑰斑外觀照片，與正常無異。

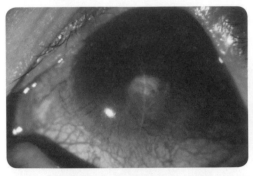

▲ 圖三、嚴重眼部玫瑰斑可能會出現角膜潰瘍、角膜穿孔甚至導致房水流出，視力下降甚至失明。

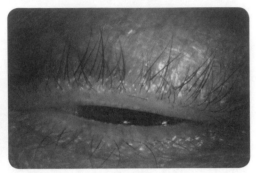

▲ 圖四、眼部玫瑰斑眼瞼之微血管擴張。

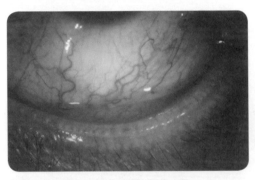

▲ 圖五、眼部玫瑰斑眼結膜之新生血管。

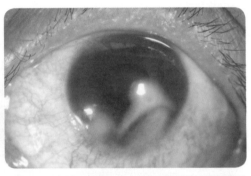

▲ 圖六、眼部玫瑰斑眼角膜之新生血管並造成角膜混濁。

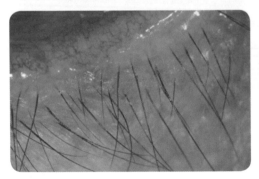

▲ 圖七、眼部玫瑰斑造成結膜新生血管與眼瞼緣炎。

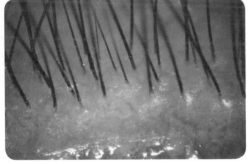

▲ 圖八、眼部玫瑰斑合併眼瞼緣炎與蠕形蟎蟲感染。

眼部玫瑰斑之診斷

眼部玫瑰斑初期診斷是有難度的，尤其是約 20% 的眼部玫瑰斑是出現在皮膚玫瑰斑症狀之前，約有一半的病人會先出現皮膚玫瑰斑症狀，少部分病人則同時出現皮膚與眼部玫瑰斑症狀。診斷應該考量到病人有一個或多個症狀與徵候，如佈滿血絲的眼睛、異物感、灼熱感、刺痛感、眼睛乾澀、搔癢、眼睛紅、流眼淚、視力模糊、對光線敏感或怕光、眼結膜新生血管或微血管擴張、反覆眼瞼紅腫或微血管擴張、眼表層或眼瞼重覆感染如結膜炎、眼瞼瞼板腺阻塞、眼瞼緣炎、慢性細菌感染、麥粒腫（針眼）或霰粒腫等。

某些病人會因角膜受影響而導致視力下降，如點狀上皮角膜炎（Punctate keratitis），角膜浸潤或潰瘍（Corneal infiltrates / ulcers），或邊緣性角膜炎（Marginal keratitis）。

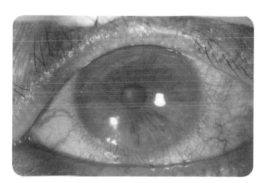

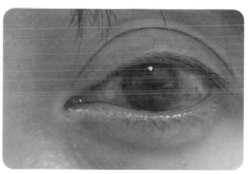

▲ 圖九、典型之眼部玫瑰斑照片，眼瞼緣炎合併微血管擴張、角膜新生血管與結膜新生血管。

▲ 圖十、典型之眼部玫瑰斑紅眼照片。

2002 年美國國家玫瑰斑協會 National Rosacea Society 提出眼部玫瑰斑屬於第四個亞型玫瑰斑。2017 年全球玫瑰斑共識（ROSCO）以表現型來診斷、分類和治療將玫瑰斑表現型分成特徵表現、主要表現以及次要表現。眼部玫瑰斑的主要表現為眼皮邊緣血管絲、眼瞼緣炎、角膜炎 / 結膜炎 / 鞏膜角膜炎（眼瞼間結膜充血、鏟型角膜浸潤、鞏膜炎、鞏膜角膜炎，角膜新生血管） 等眼睛症狀。次要表現為睫毛根部有蜂蜜樣痂塊、眼瞼邊緣不規則、眼淚易蒸發等。

2019 年全球玫瑰斑共識 ROSCO 進一步提出眼睛表現的補充敘述，由此可知眼部玫瑰斑的診斷也是近年來才比較明確。

眼部玫瑰斑表現

眼部玫瑰斑特徵	描述
眼瞼邊緣微血管擴張	眼瞼邊緣血管絲 深膚色者較難觀察到
眼瞼緣炎	眼瞼邊緣發炎，大部分是瞼板腺功能障礙引起
角膜炎	發炎導致破皮甚至影響視力
結膜炎	眼球面與眼瞼結膜充血與結膜水腫
前葡萄膜炎	虹膜與睫狀體發炎

眼部玫瑰斑之治療

眼部玫瑰斑之治療，最重要部分應確認是否有眼睛蠕形蟎蟲感染引起蠕形蟎蟲眼瞼炎，若有眼睛蠕形蟎蟲感染時，在經過相關檢驗確認後也會針對這部分進行治療。由於眼睛很敏感，無法使用皮膚科的新型藥物或刺激性藥物來治療。治療原則一般都會先採取保守支持治療，同時要了解病人是否有乾眼症、瞼板腺功能障礙或其他的眼表層疾病。

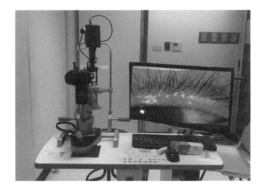

▲ 圖十一、眼科裂隙燈（Slit lamp）儀器與外眼照相系統。

雖然眼部玫瑰斑造成的因素與皮膚類似且息息相關，然而眼部玫瑰斑是否都由蠕形蟎蟲感染引起並沒有定論，但確定存在密切的關聯性，有些病人雖然看起來沒有明顯蟎蟲眼瞼炎，但經顯微鏡睫毛檢視會發現蟎蟲躲在毛囊深處。

這可能跟臉部的清潔習慣不同有關。治療上除了靠藥物消滅蟎蟲，建議需要搭配清潔、熱敷等方式才能根本解決。而針對蠕形蟎蟲感染的治療對於眼部玫瑰斑控制有很大的幫助。雖然目前的治療還無法保證能夠根治眼部玫瑰斑，但藥物搭配適當的眼睛照顧能夠有效控制眼部玫瑰斑。

建議使用眼部專用清潔產品來改善眼瞼周邊情況，清潔眼瞼及睫毛根部分泌物、皮屑、油脂與蟎蟲排泄物。文獻顯示有效的除蟎成分為茶樹精油與辛二醇。茶樹精油中有一成分為松油烯 -4- 醇（Terpinen-4-ol）可有效殺死蟎蟲，蟎蟲害怕茶樹精油的味道，可迫使蟎蟲遷出毛囊。但茶樹精油對眼睛有刺激性，不建議自行調配使用，建議經過專業的眼科醫師診治後再使用含稀釋茶樹精油特製的眼瞼專用清潔液來進行清潔，早晚一次至少使用四週以上才能降低蟎蟲寄生數量。除了眼瞼清潔外日常衛生習慣也要改善，使用的毛巾、床單、枕頭套需定期清洗更換，也可以搭配熱敷每日至少 10~15 分鐘。

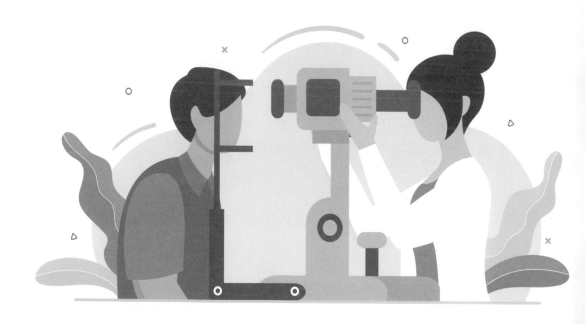

眼部玫瑰斑嚴重度分級

輕度

常見症狀

癢感、乾澀、異物感
睫毛根部有蜂蜜樣痂塊
眼瞼邊緣微血管擴張
眼瞼邊緣紅斑
輕微結膜充血

中度

常見症狀

灼熱或刺痛感
眼瞼邊緣有蜂蜜樣痂塊
結膜充血
眼瞼邊緣不規則
眼瞼邊緣水腫
霰粒腫或麥粒腫

重度

常見症狀

疼痛、光敏感或視力模糊
眼瞼變形
睫毛脫落
嚴重結膜發炎
鏟型角膜浸潤
視力下降
上鞏膜炎、鞏膜炎、虹彩炎

● 治療方式介紹

- 人工淚液、凝膠或藥膏。

- 外用環孢素（Restasis, Ikervis）。

- 避免長時間配戴隱形眼鏡。

- 抗發炎製劑方面則是較常使用布洛芬（Ibuprofen）。

- 類固醇建議僅用於急性期時，建議避免長時間使用以避免造成青光眼或白內障等衍生的併發症。

- 外用局部抗微生物製劑為四環黴素藥膏（Teracycline），或紅黴素藥膏（Erythromycin）、甲硝唑（Metronidazole）、阿奇黴素（Azithromycin）、Bacitracin、Polymyxin B 與 Fusidic acid 等。

● 相關藥物使用介紹

- **去氧羥四環素（Doxycycline）**：口服藥物最常使用且效果也不錯的去氧羥四環素（Doxycycline），通常一天兩次持續 6-12 週，副作用為拉肚子、噁心嘔吐與光敏感。長期維持低劑量 40 mg 可用來抗發炎。懷孕與 8 歲以下小孩是禁忌症，因會影響骨骼與牙齒發育與牙齒變色。

- **美諾四環素（Minocycline）**：皮膚玫瑰斑患者與中重度瞼板腺功能障礙病人可使用。副作用為在皮膚、指甲、嘴唇、牙齒、結膜或鞏膜產生色素沉澱。

- **口服阿奇黴素（Azithromycin）**：阿奇黴素抑制產生發炎的細胞因子如 IL-1、IL-6、IL-8、TNF α 與 leukotriene (LT) B4，副作用為拉肚子。

- **外用阿奇黴素（ Azithromycin ）**：Azithromycin 1.5% 眼藥水可使用於眼部玫瑰斑。

- **紅黴素（ Erythromycin ）**：口服紅黴素可以用於使用局部藥物有困難的小病患。副作用為腸胃不適。如考量服用方便度與效果，阿奇黴素會比紅黴素更佳。

- **甲硝唑（ Metronidazole ）**：口服甲硝唑可用於小孩，避免長期使用以免造成週邊神經病變的副作用。局部甲硝唑對於皮膚玫瑰斑或前眼瞼緣炎有效。

- **外用類固醇（ Topical steroids ）**：用於眼表層發炎、無菌性角膜浸潤、上鞏膜炎、鞏膜炎、虹彩炎。長期使用副作用為青光眼與白內障。弱效外用類固醇製劑較安全，但還是建議避免長期使用，此時可以搭配外用環孢素。

- **外用環孢素（ Topical cyclosporine ）**：環孢素可抑制 T 細胞活化避免誘發發炎細胞因子，局部環孢素可能比四環素更有效抑制眼表層發炎，較為安全且可以長期使用。

- **Omega-3 脂肪酸**：乾眼症與瞼板腺功能障礙病人可使用，有研究顯示對於玫瑰斑相關乾眼症引起的眼瞼邊緣發炎和瞼板腺功能障礙具改善效果。

● 手術治療之選擇

- 復發霰粒腫（切開與刮除手術）
- 角膜穿孔使用組織黏膠以及治療型隱形眼鏡
- 羊膜移植
- 角膜移植或板層角膜移植手術

● 眼瞼清潔用品之選擇

坊間有很多類似的眼瞼清潔用品：選用符合自身需求且有衛福部許可之合格產品即可用以清除睫毛根部油脂與髒污堆積。

● **眼視潔 眼部清潔液（Lid Scrub kit）**

規格：50ml 清潔慕斯 +100 片棉片
對象：眼瞼炎、乾眼症、眼部卸妝、眼瞼及睫毛卸妝清潔
重點成分： PHMB、清潔成分

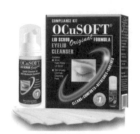

● **眼視潔 眼部清潔舒效包（Lid Scrub plus pads）**

規格：無菌單片包 30 片
對象：術前、術後清潔、眼瞼炎、乾眼症
重點成分：1,2-Octanediol、PHMB、泛醇

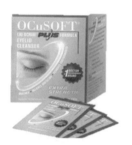

● **合舒蟎 眼部清潔液（OUST Demodex cleanser）**

規格： 50ml 清潔慕斯 +100 片棉片
對象：眼瞼及睫毛清潔、眼瞼炎、乾眼症
重點成分：茶樹精油、1,2- -Hexanediol、PHMB、泛醇

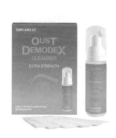

● 熱敷方式

理想的眼睛熱敷溫度約為 42~45℃，維持 10~15 分鐘，建議每日熱敷 2 次。

● 熱敷功效

- 減少瞼板腺阻塞維持淚液脂質層之穩定。

- 維持淚膜穩定改善乾眼症。

- 增進眼周血液循環加強代謝。

- 緩解眼部疲勞酸澀感。

- 放鬆眼部肌肉增進眼睛調節力。

● 熱敷時應注意事項

- 先將隱形眼鏡移除並將彩妝卸除乾淨。

- 避免使用過高溫度。

- 避免過度按壓眼睛。

- 乾淨毛巾浸泡於煮沸過的熱水中擰乾，將濕熱毛巾覆蓋於眼皮上，但不要過燙並注意毛巾衛生避免造成眼睛感染。

- 選擇具有醫療器材許可證，安全、定時、恆溫的熱敷眼罩。

- 定期清潔熱敷眼罩，避免眼部分泌物造成發炎或細菌感染。

- 熱敷完搭配使用眼瞼專用清潔產品，清除眼周分泌物及髒污。

- 熱敷後再依照醫囑按時點藥。

- 保持規律熱敷，持之以恆。

Chapter

13

玫瑰斑特殊類別
神經性玫瑰斑、肉芽腫型玫瑰斑

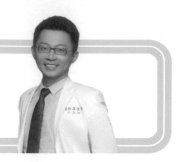

● 神經性玫瑰斑（Neurogenic rosacea）

神經性玫瑰斑是一種較為特殊的玫瑰斑分型，最早在 2011 年時，由 Scharschmidt 等學者所提出，該疾病除了典型玫瑰斑的症狀如臉部泛紅與熱潮紅外，常伴隨嚴重的燒灼感或刺痛感等皮膚感覺異常，大約一半患者合併有神經科或是精神科相關疾病，例如憂鬱症、強迫症、頭痛、原發性顫抖症、複雜性局部疼痛症候群等。此病患族群的年齡與一般玫瑰斑病患差不多，大多以 20 歲到 50 歲女性為主，患者臉部幾乎不會有丘疹及膿皰表現。

臉部泛紅部位主要分佈在臉部周圍（外側臉頰、下頷及耳朵），如下圖，這部分也與一般玫瑰斑病患的臉紅區域大多分佈在臉部中央（鼻子、額頭及下巴）的狀況有所不同。神經性玫瑰斑的詳細病理學機轉不明，推測與神經調節異常有關，其中包含血管舒縮能力的不穩定、促炎性神經胜肽的釋放、神經元受損引發感覺異常等。

神經性玫瑰斑對於傳統上用於治療玫瑰斑的藥物反應欠佳。部分患者在使用口服神經科或精神科類藥物（如 Gabapentin 鎮頑癲、Duloxetine 千憂解、Pregabalin 利瑞卡或三環抗憂鬱劑）治療後，症狀可以獲得緩解。針對藥物治療無效的嚴重個案，文獻上有少數個案報告以內視鏡胸交感神經切除術治療成功。由於此類病患者對於光與熱等刺激因子較為敏感，因此，應盡量避免進行雷射等光電相關治療。

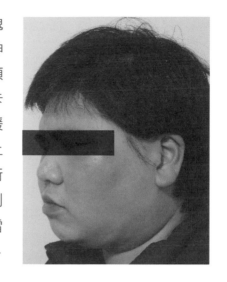

神經性玫瑰斑 示意圖▶

神經性玫瑰斑由於目前仍缺乏專一且有效的治療，不管對於病友或是皮膚科醫師，都是個很大的挑戰。但醫藥科技不斷進步，日新月異，相信在不久的將來，一定能找到此病的解方。

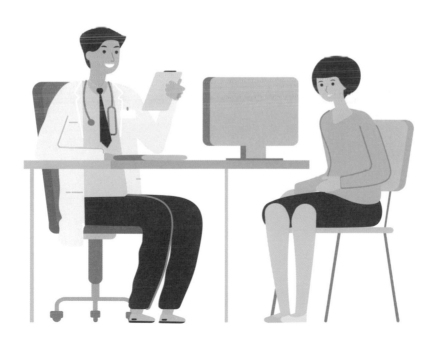

● 肉芽腫型玫瑰斑（Granulomatous rosacea）

　　肉芽腫型玫瑰斑是一種少見的臉部皮膚發炎疾病，被認為是玫瑰斑的變異型之一。此病的診斷除了臨床皮膚病癥，還須配合皮膚切片病理學檢查。臨床上皮膚的表現為臉頰、口周或眼周出現質地偏硬、型態一致性的紅色、棕色或膚色丘疹及結節。病患不同於典型玫瑰斑患者，不一定會出現臉紅、熱潮紅、微血管擴張或灼熱感等症狀。肉芽腫型玫瑰斑主要好發於中年女性，致病原因被認為與毛囊蠕形蟎蟲或日光傷害有關，皮膚切片的病理學檢查為肉芽腫型發炎反應。疾病病程一般較為慢性且不可預期，對於傳統玫瑰斑藥物（如四環黴素等）治療反應不佳。文獻指出對於病情頑固性個案，可以考慮使用 Isotretinoin 口服 A 酸或 Dapsone 達普頌等藥物治療。

　　圖示病友為肉芽腫型玫瑰斑表現，經皮膚取樣檢驗，毛囊蠕形蟎蟲數量明顯增加。在使用外用抗蟎蟲藥物（Ivermectin）及口服 A 酸治療後，皮膚丘疹病灶完全消退。

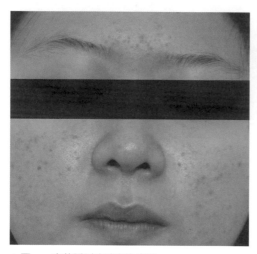

▲ 圖一、肉芽腫型玫瑰斑**治療前**

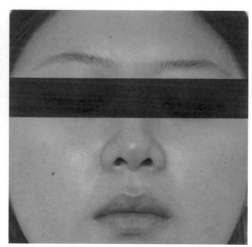

▲ 圖二、肉芽腫型玫瑰斑**治療後**

玫瑰斑特殊類別
鼻瘤型玫瑰斑、類固醇玫瑰斑

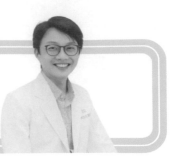

木木日安皮膚專科診所 林昱廷 院長

● 鼻瘤型玫瑰斑（Rhinophyma）

鼻瘤型玫瑰斑是四種類型之一，又常被稱為「酒糟鼻」，但是這種名稱其實不是很合適，民眾常誤解鼻瘤型玫瑰斑只會出現於鼻子，其實是錯誤的觀念，因為鼻瘤型玫瑰斑也會發生在耳朵、下巴和前額部位。

鼻瘤型是一種較為罕見的玫瑰斑，雖然有些研究發現通常發生於較後期的玫瑰斑病患，或有玫瑰斑合併臉部出油量較大的人。好消息是大多數患者其實終身都不會出現這種併發症。

過去的經驗告訴我們嚴重的鼻瘤型玫瑰斑，大多數發生在中老年白人男性居多，但在台灣較輕微的鼻部玫瑰斑則可能更好發於年輕女性。鼻瘤型玫瑰斑的困擾是症狀並不容易隨著時間而自發性的消退。

● 常見症狀

外觀上的特徵：鼻部或患部紅腫成瘤狀、皮膚增厚、毛囊口扭曲、毛囊粗大變深，不對稱的皮膚組織增生、不規則的表面結節、水腫、皮膚泛紅、血管擴張與膿皰。有些患者會有明顯的皮脂分泌增加，用手指按壓會產生白色糊狀物質（由角質細胞、皮脂、細菌和有時毛囊蠕形蟎蟲的混合物組成）。

● 發生原因

　　根據許多研究顯示：飲酒並不會導致鼻瘤型玫瑰斑。目前推論是因為慢性不正常的發炎，所引起的皮脂腺以及皮膚結締組織不正常增生所造成。

● 治療選項

　　根據嚴重度以及合併的問題，常用的治療選項包括外用藥物，口服 A酸，以及雷射手術治療。

● 類固醇玫瑰斑（Steroid rosacea / Steroid-induced rosacea）

　　類固醇玫瑰斑分為兩個狀況：

● <u>因長期使用外用類固醇治療而加重的玫瑰斑：</u>

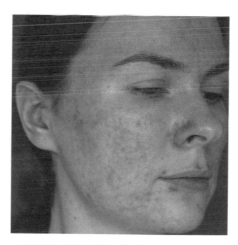

　　病患 M 小姐從小就常常覺得臉部總是敏感與紅癢，根據網路資訊自行到藥房買「類固醇藥膏」擦拭。起先擦藥很有效，一擦就退紅了；但是一旦不用後症狀就又出現，幾個月後，症狀愈來愈嚴重，甚至每次洗完臉就又痛又癢，也對藥物的依賴性愈來愈高。就診時，整個臉嚴重泛紅，皮膚變薄，並有顯著的微血管擴張。

▲ 因長期使用外用類固醇治療而加重的玫瑰斑

● 因長期使用外用類固醇引起類似玫瑰斑的皮膚炎：

病患 N 小姐從小就有全身性異位性皮膚炎與臉部濕疹的問題，常常因為天氣變化或使用到刺激性較高的保養品等，導致皮膚反覆乾癢、脫皮與潮紅等現象。後來根據網路資訊與朋友推薦下開始每日使用高強度「類固醇藥膏」全身與全臉認真擦拭，症狀也很快就獲得改善。但幾個月後，臉部皮膚整個變得越來越紅，越來越敏感，有時也會有一些類似痘痘的丘疹

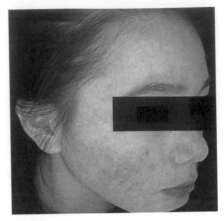

▲ 因長期使用外用類固醇引起類似玫瑰斑的皮膚

膿皰。就診時有長期塗用類固醇藥膏的地方都變薄、明顯泛紅、小血管擴大，連眼皮、眉毛周圍，眼周與耳朵都受影響。

其實外用類固醇並不可怕，也不是不能用，只是當患者長期頻繁地使用外用類固醇，前期雖然會非常簡單又有效，後期則容易出現皮膚變薄、萎縮的副作用，也可能造成毛囊發炎、刺痛及感染，有些人的膚色可能會因此變

成更深的紅色，表面佈滿丘疹膿皰，也可能有暫時的局部黴菌或毛囊蟎蟲增生等現象。但如果正確使用類固醇藥膏，產生副作用的風險非常小，且如果在出現副作用的初期就停藥，多可恢復正常，民眾無須過度擔心。

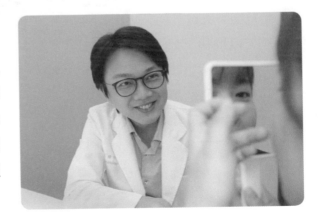

● 類固醇玫瑰斑治療**五**原則

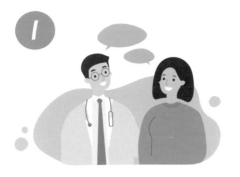

與皮膚專科醫師討論如何避免

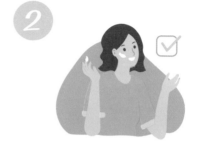

正確使用外用類固醇

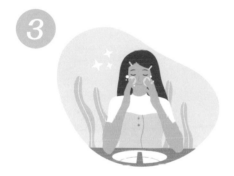

正確的洗卸清潔觀念

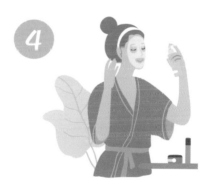

溫和保養步驟

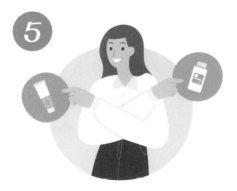

使用非類固醇的外用或口服藥物

Chapter

14

第14章

毛囊蟎蟲與玫瑰斑

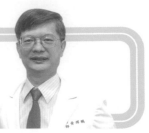

黃輝鵬皮膚科診所 黃輝鵬 院長

　　毛囊蟎蟲的醫學名稱全名是毛囊蠕形蟎蟲，是與玫瑰斑最有關聯的一種蠕形蟎蟲。蠕形蟎蟲有物種專一性，無法跨物種寄生，人類蠕形蟎蟲有兩種，分別是毛囊蠕形蟎蟲和短蠕形蟎蟲。

● 生活習性

　　毛囊蠕形蟎蟲的尾巴鈍如手指（圖1），蟲卵形狀像箭頭；短蠕形蟎蟲尾巴尖如錐子，蟲卵形狀橢圓（圖2）。[1]生活史自卵、幼蟲、一期若蟲、二期若蟲到成蟲大約14天，成蟲可以活數個禮拜之久，死掉的蟎蟲在毛囊或皮脂腺裡就地分解。[2]兩者的幼蟲和一期若蟲有三對腳，二期若蟲和成蟲有四對腳。毛囊蟎蟲主要寄生在毛囊最淺層稱為「漏斗部位」，以倒栽蔥的方式頭部面向毛囊深處，尾巴在毛囊出口處，晚上宿主睡覺時蟎蟲會爬到皮膚表面，交配在毛囊出口處進行，蟲卵下在毛囊和皮脂腺裡面，[2]食物來源是角質細胞和皮脂（瞼脂），[3]至於是否吃角質，還需要更多證據支持。少量的蟎蟲不會引起皮膚的負擔，可視為正常菌落，但是大量的蟎蟲會引起皮膚的傷害，比如蠕形蟎蟲病和玫瑰斑（酒糟）。

　　短蠕形蟎蟲主要寄生在皮脂腺，特別是靠近皮脂腺導管的位置，臉上的毫毛毛囊裡面也有少量的短蠕形蟎蟲，眼瞼的瞼板腺也可能是短蟎蟲的寄生

地點，短蠕形蟎蟲以皮脂細胞、皮脂和瞼脂維生。因為蠕形蟎蟲住在毛囊和皮脂腺裡面，算是體外寄生蟲。成年毛囊蠕形蟎蟲平均體型是短蠕形蟎蟲的 2 倍，身體長度毛囊蠕形蟎蟲 0.3~0.4 mm，而短蠕形蟎蟲 0.15~0.2 mm。[4] 蠕形蟎蟲寄生部位主要是臉上，包括臉頰、鼻子、下巴、額頭、顳區、眼睫毛、眉毛，另外頭頸部和耳朵也有蟎蟲。這些部位醫學上稱為「脂漏區」。針對季節差異性的研究，黃輝鵬皮膚科診所統計 3 年蠕形蟎蟲過高需要使用抗蟎蟲藥物的病人，發現並沒有明顯季節差異、不過 1 月和 7 月病人稍微多出 10~20%。

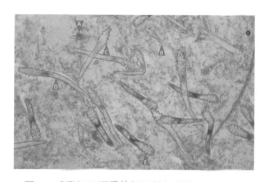

▲ 圖1、毛囊蠕形蟎蟲的尾巴鈍如手指。

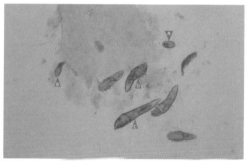

▲ 圖2、短蠕形蟎蟲尾巴尖如錐子，(A)蟲卵形狀橢圓，(B)幼蟲有三對腳，(C)二期若蟲和(D)成蟲有四對腳。[5]

● 傳播方式

　　傳播方式靠皮膚、頭髮、眉毛接觸，新生兒的蠕形蟎蟲就是與父母親臉上皮膚親密接觸而來。[2] 根據黃輝鵬醫師的觀察，蠕形蟎蟲在乾燥的環境 1 天就會死亡，然而在很潮濕的環境可以存活 4 到 5 天，因此比較不擔心棉被和枕頭，倒是共用潮濕的毛巾有可能是傳播的媒介，幸好免疫力正常的人並不怕蠕形蟎蟲，可以將它控制在有限的數量。

親子蠕形蟎蟲都過高的機會比夫妻蠕形蟎蟲都過高的機會還要大，應該是親子有類似的先天免疫反應。正常人蠕形蟎蟲的盛行率因採樣的年齡層不同而有差別，黃輝鵬醫師、許釗凱副教授和李玉雲教授共同發表的「拇指擠壓法」論文"Thumbnail-squeezing method: an effective method for assessing *Demodex* density in rosacea"顯示 16 到 68 歲的正常人 69.3 % 檢查得到蠕形蟎蟲，對照玫瑰斑的病人 99~100% 檢查得到蟎蟲。正常值為每平方公分小於 12 隻蟎蟲。蟎蟲增生的原因主要是免疫受到抑制，例如使用類固醇，或者是先天免疫功能失調，有些網路文章還提到含油保養品和表皮屏障破壞，個人覺得需要更多證據才能支持這樣的論點。

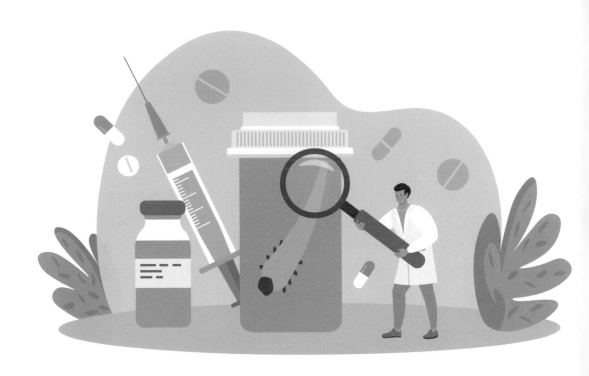

● 蠕形蟎蟲的檢驗方法

不同採檢蠕形蟎蟲方法各擅勝場，建議依情況選擇適合方法：

- 1. **拇指擠壓法**：改良式拇指擠壓法，在臉上用記號筆劃 1 平方公分正方形，任何病灶、採樣部位都適合，計數容易，蟎蟲形態完整，短蟲檢出率高，節省時間。需要練習手法和力道，要小心力道拿捏，以免傷到皮膚。紅斑血管型玫瑰斑和丘疹膿皰型玫瑰斑都是敏感度 0.92，專一度 0.9。這是黃輝鵬皮膚科診所最常用的檢驗方法，快速、準確、方便，沒有嗆鼻快乾膠味，擠壓也可以是溫柔的方式，從採檢到計算蟲數，過程只需 1-2 分鐘。[6]

- 2. **針挑膿皰法**：適合長滿膿皰、發炎厲害的個案、提供蠕形蟎蟲與膿皰更直接的證據。陽性診斷標準為 >2 蟲 /5 個膿皰，敏感度 0.78，專一度 0.97。缺點膿皰消失就沒有辦法追蹤蟎蟲。

  這個也是黃輝鵬醫師、許釗凱副教授和李玉雲教授共同發表的方法。[7]

- 3. **連續兩次標準化皮表切片（快乾膠貼皮法）**：Forton 教授新版的快乾膠貼皮法是連續採檢兩次，採檢前先用乙醚清潔要採樣的皮膚和玻片，第一次 >5 隻蟲 /cm^2，第二次 > 10 隻蟲 /cm^2，合併 >15 隻蟲 /cm^2 為診斷標準，丘疹膿皰型玫瑰斑敏感度 0.985，專一度 0.97。任何案例都適合，缺點是採樣部位受到玻片面積的限制，有些部位不容易採檢，採樣和計數時間比較長一些，還有蠕形蟎蟲數量很多的情況下計數耗時。[8]

- 4. **共軛焦顯微鏡**：紅斑血管擴張型玫瑰斑和丘疹膿皰型玫瑰斑的敏感度 0.82，專一度 0.8。儀器先進，因為昂貴目前難以廣泛使用。[9]

檢驗方法	拇指擠壓法	連續兩次標準化皮表切片	共軛焦顯微鏡	針挑膿皰法
玫瑰斑亞型	• ETR • PPR	PPR	• ETR • PPR	PPR
診斷標準	> 11 蟲 / cm^2 法	> 15 蟲 / cm^2 法	> 0.17 蟲 / 毛囊	> 2 蟲 / 5 個膿皰
檢出比率	0.92	0.985	0.82	0.78
要點	擠壓印痕 0.5 mm	乙醚清潔皮膚	檢驗面積 10 mm^2	採檢 5 個膿皰
優點	任何案例都適合 易觀察 非侵入性	非侵入性	非侵入性	直接揭露膿皰與蟎蟲的關聯性
缺點	疼痛感 壓痕微紅	採樣部位受到玻片體積的限制，採樣時間比較長，蠕形蟎蟲數量很多的情況下計數耗時不容易正確。有快乾膠嗆鼻味和灼熱感。	昂貴 難以廣泛使用	侵入性 只能檢查膿皰
作者	• 黃輝鵬 • 許釗凱 • 李玉雲	Forton FM De Maertelaer V	Turgut EA et al	• 黃輝鵬 • 許釗凱 • 李玉雲

● ETR：紅斑血管擴張型玫瑰斑　　● PPR：丘疹膿皰型玫瑰斑

● 蠕形蟎蟲與玫瑰斑的關係

　　玫瑰斑是一種多重因子造成的疾病，相關的問題包括基因易感性，先天與後天免疫反應失調，神經血管失調和誘發因子。常見的誘發因子有紫外線、蠕形蟎蟲和微生物、壓力、情緒變化、熱刺激、運動和食物特別是酒精和辛辣食物。每一種誘發因子的佔比不同，重要性也因人而異。蠕形蟎蟲會咬食角質細胞，爪子抓傷表皮造成表皮屏障損傷[10]，也會經由活化先天免疫反應誘發玫瑰斑的組織發炎、血管舒張和血管新生。[3] 紅斑血管擴張型玫瑰斑和丘疹膿皰型玫瑰斑的病人有高達 82~92% 蠕形蟎蟲過高[6,9] 因此檢查蠕形蟎蟲對玫瑰斑的病人是很有意義的。

● 玫瑰斑症狀改善與減少蠕形蟎蟲密度有關聯性

　　2015 年 Turgut 等人的研究分析外用 metronidazole（甲硝唑）合併口服四環黴素對於玫瑰斑的治療療效，研究發現有 72% 的病人丘疹膿皰可以達到完全臨床清除或者重大進步，但最後蠕形蟎蟲密度也同時下降 30%。[11] 另一篇研究比較抗蟲藥百滅靈乳膏 5% 與 metronidazole 凝膠 0.75% 的治療效果，研究結果顯示兩者在紅斑分數下降幅度類似，而在丘疹以及膿皰方面 permethrin 的改善效果略優於 metronidazole，但在統計上兩者並無顯著差異。但在蠕形蟎蟲下降方面兩者有非常顯著的差異，外用百滅靈下降幅到高達 70%，但 metronidazole 僅有 23%。[12] 另一篇研究指出 ivermectin（伊維菌素）乳膏 1% 與 metronidazole 乳膏 0.75% 療效差異，ivermectin 兼具抗蟲和消炎的作用，metronidazole 消炎為主，抗蟲作用不明確，在經過 16 週的治療後，ivermectin 的發炎病灶下降比例高於 metronidazole，分別是 -83% 和 -74%。[13] 這些病人追蹤 36 星期的研究發現，病人治療後無丘疹膿皰時間的中位數在抗蟎蟲 ivermectin 的這組是 115 天，高於 metronidazole 這組的 85 天。[14] Schaller M 幾位醫師的研究顯示，病人蠕形蟎蟲密度高於 100 mites/cm^2，使用 ivermectin 治療後丘疹膿皰改善幅度也會比蠕形蟎蟲低於此密度者較高。[15] 黃輝鵬醫師、許釗凱醫師和李玉雲

教授的研究發現，輕中度紅斑血管擴張型玫瑰斑病人同時有蠕形蟎蟲密度過高者，ivermectin 乳膏 1% 有效改善臉上紅斑，而且紅斑指數減輕和蠕形蟎蟲密度降低有正相關。

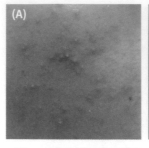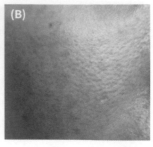

▲ 圖 3、蠕形蟎蟲病臨床表現，(A) 丘疹膿皰，(B) 毛孔粗大和白色毛囊皮屑或阻塞物組成。

綜合以上研究結果，玫瑰斑治療後丘疹膿皰減少的比例和蠕形蟎蟲密度下降比例呈正相關，玫瑰斑紅斑指數減少和蠕形蟎蟲密度下降呈正相關，玫瑰斑治療後疾病緩解期的中位數比較，抗蟲和消炎雙效的 ivermectin （伊維菌素）乳膏優於消炎的 metronidazole （甲硝唑）乳膏。

● 蠕形蟎蟲病的分類

蠕形蟎蟲病臨床表現的分類，有丘疹膿皰型，和非丘疹膿皰型，前者可以是全丘疹，或丘疹膿皰。個別病灶全丘疹者大小可以如針尖、針頭、或幾乎融合成斑塊；丘疹膿皰者大小可以如針尖、針頭、或結節囊腫（圖3A）。非丘疹膿皰型蠕形蟎蟲病由毛孔粗大和白色毛囊皮屑或阻塞物組成，臨床表現可以只有毛孔粗大形成淡棕色毛孔，或是如橘子皮一般外觀；也可以只有突起白色針狀的毛囊皮屑，依照粗細又分成如被霜覆蓋的和砂紙樣外觀；也可以毛孔粗大和白色毛囊內阻塞物同時存在，如蔬菜研磨器（圖3B）。

玫瑰斑合併有高蠕形蟎蟲密度的病人，有一部份可以看到蠕形蟎蟲病的臨床症狀，而另一部分的病人臨床上沒有任何相關表徵。在針挑膿皰驗蟲法的研究發現，40 個 PPR 病人中有 7 例膿皰沒有蠕形蟎蟲，[6] 因此玫瑰斑病人的丘疹膿皰可以是蠕形蟎蟲病本身的表現，也可以是玫瑰斑的特徵，毛孔粗大和毛囊內白色阻塞物應該視同蠕形蟎蟲病自身的變化，至於臨床上沒有任何蠕形蟎蟲病相關表徵者，應該視為蠕形蟎蟲過度增生。

總結

　　蠕形蟎蟲是玫瑰斑的一個明確的誘發因子，並且應該被納入在玫瑰斑的臨床治療考慮當中。由於蠕形蟎蟲在紅斑血管擴張型玫瑰斑與丘疹膿皰型玫瑰斑的病人盛行率高達 82~92%，所以臨床上可以根據病人的症狀與玫瑰斑的亞型去鎖定可能有高蠕形蟎蟲密度的病人，並且進一步檢測確認。當病人有很高的蟎蟲密度時，建議使用外用 ivermectin，可以單用或與其他症狀治療藥物或驅蟲藥一同使用，十年來我們提出兩種創新的檢驗蠕形蟎蟲方法，從非抗蠕形蟎蟲治療無效的玫瑰斑病人開始，到全面篩檢玫瑰斑病人的蟎蟲密度，常規導入抗蟎蟲治療這時更大的難題出現了，一部分病人用了抗蟎蟲治療引起急性惡化，就像開啟潘朵拉的盒子般發生了不可預期的反應。幸好經過一系列研究與觀察，對照有關蠕形蟎蟲與病因病理的機轉，我們了解到蟎蟲死掉是激烈皮膚反應的開始，現在我們可以預測誰是高風險的病人，提早預防抗蟎蟲治療的不良反應。

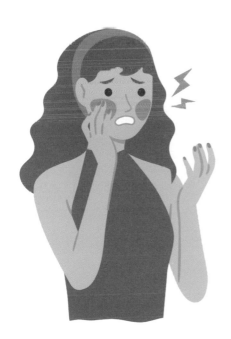
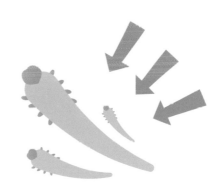

蠕形蟎蟲示意圖

Chapter

15

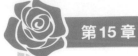

玫瑰斑相關共病

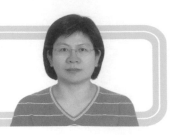

臺北榮民總醫院皮膚部光化學治療科 吳貞宜 主任

　　玫瑰斑是一個以臉部皮膚慢性發炎為主的病兆。典型的病兆是臉部皮膚中間泛紅，發炎的比較嚴重時，會合併有一些丘疹、膿皰，有時候會有燒灼或刺痛的感覺。玫瑰斑的病程，好好壞壞的，會有一些生活上的誘發因子，例如曬到太陽，吃到辛辣、熱食、或喝到酒精時，常會使玫瑰斑的病兆更惡化。

　　除了這些惱人的皮膚病兆外，還有一個很重要的議題是，這些玫瑰斑的慢性發炎，會不會合併有一些身體上的其他疾病呢？在玫瑰斑的長期照護上，有什麼需要注意的事項？

　　玫瑰斑病人常見於 30~40 歲的年齡層，一般來說屬於相對健康且疾病比較少的族群。翻開文獻，確實有不少醫學研究探討玫瑰斑常見的一些合併的疾病。我們在此也很簡單的回顧現存的醫學文獻，依照疾病的種類，來探討玫瑰斑共病。

玫瑰斑與神經系統疾病的關聯

　　玫瑰斑，除了臉部皮膚的慢性發炎，也被認為是一個神經血管發炎的疾病，藉由神經介質或免疫失調的因素，造成神經發炎。也因為觀察到這些細胞與免疫的交互作用，有科學家提出腸道—腦—皮膚軸（Gut-brain-skin axis）的理論。有文獻報告過玫瑰斑與偏頭痛（Migraine）[1-3]、阿茲海默症

（Alzheimer's disease）[4]、帕金森氏症（Parkinson's disease）[5,6] 有關。

回顧文獻，我們發現玫瑰斑與偏頭痛有關的證據力較為充足，值得我們注意一下。有系統性結合先前所有相關文獻得到量化結論的統合分析（Meta-analysis）報導，相較於沒有玫瑰斑的病人，有玫瑰斑的病人約有兩倍罹患偏頭痛的風險[1]。

玫瑰斑與偏頭痛的相關性的確實機轉，我們還不是十分了解，不過有人提出兩者可能有共同的基因或是共同的致病機轉。在病理學上，玫瑰斑與偏頭痛皆與神經肽（Neuropeptide）的釋放有關，導致兩者可能在病理機轉上有部分的重疊，因此在流行病學的研究上，才會觀察到玫瑰斑的病人有偏頭痛的比例較高，但是兩者應為相關性，而非因果關係。

玫瑰斑常會有臉部潮紅，有皮膚燒灼或刺痛，合併部分神經性的症狀。因此我們建議在玫瑰斑的病人，可以注意看有沒有偏頭痛的症狀，如果有這方面的困擾，可以轉介給神經科醫師進一步評估。

玫瑰斑與心血管疾病的關聯

玫瑰斑基本上是在臉部的慢性發炎病兆，最近的醫學知識發現，玫瑰斑也與全身性的發炎有關。全身性的發炎可能造成血管硬化的問題，造成一些心血管疾病。有文獻報告過玫瑰斑與高血壓（Hypertension）[7-10]、血脂異常（Dyslipidemia）[7,9 11]、冠狀動脈疾病（Coronary artery disease）[7,9,12,13]、心血管疾病(Cardiovascular disease)[10,12-14] 有關。

文獻上的證據力，我們發現玫瑰斑與高血壓、血脂異常較有相關。有統合分析報導，相較於沒有玫瑰斑的病人，有玫瑰斑的病人會稍微增加 20% 罹患高血壓，或 32% 罹患血脂異常的風險[7]。

目前並沒有證據顯示，玫瑰斑是造成這些心血管疾病的危險因子，或是這些心血管疾病的危險因子造成玫瑰斑，可能這兩者享有共同基因或是生活型態所致。在機轉上可能與帕羅康酶（Paroconase-1）（PON-1）相關。在玫瑰斑病人身上有關 PON-1 的活性會較一般正常人低，進而導致抗氧化劑（Antioxidant）的濃度減少，容易造成血管硬化的狀況產生，進而導致心血管疾病的發生風險提高。

因此我們建議有玫瑰斑的病人，可以注意看有沒有心血管疾病的家族史、注意體重、監控血壓與血脂，可以早期診斷相關疾病與治療。

玫瑰斑與腸胃道疾病的關聯

玫瑰斑與腸胃道疾病的相關性有很多的文獻探討，玫瑰斑與腸胃道疾病可能享有共同的致病基因、或是微菌叢、或是免疫因子等，因此有科學家提出腸道—皮膚軸（Gut–skin axis）的理論。

有文獻報告過玫瑰斑與發炎性腸道疾病（Inflammatory bowel disease）[15-18]、乳糜瀉或稱為麩質不耐症（Celiac disease）[17,19]、幽門螺旋桿菌感染（Helicobacter pylori ［HP］ infection）[17,20]、胃食道逆流疾病（Gastroesophageal reflux disease ［GERD］）[10,21]、腸躁症候群（Irritable bowel syndrome ［IBS］）[17,21]、小腸菌叢過度增生（Small intestine bacterial overgrowth ［SIBO］）[17,22] 有關。

文獻上的證據力，我們發現玫瑰斑與發炎性腸道疾病，包含克隆氏症（Crohn's disease）與潰瘍性結腸炎（Ulcerative colitis）較有相關。有統合分析報導，相較於沒有玫瑰斑的病人，有玫瑰斑的病人會稍微增加 32% 罹患發炎性腸道疾病的風險 [16]。

辛辣的食物、熱食、或酒精類的飲料,常會造成玫瑰斑的症狀惡化,也常引起腸胃不適。如果能避免掉這些常會造成玫瑰斑的食物,可以增進對玫瑰斑的控制。因此我們建議在玫瑰斑的病人,如果有發炎性腸道疾病的症狀,例如胃痛、痙攣、腫脹、體重減輕、血便等症狀,可以轉介給腸胃科醫師進一步評估。

玫瑰斑與精神疾病的關聯

玫瑰斑的症狀是臉部的發紅等的慢性發炎病兆,臉部的病兆,會影響到一個人的外觀,與個人的自信心與社交活動等,也因此玫瑰斑常會影響到個人的幸福感與生活品質。

玫瑰斑被報告過與一些精神疾病,如焦慮症、憂鬱症、思覺失調症、恐懼症、強迫性精神官能症有關[23-27]。文獻上我們發現,玫瑰斑病人會有兩倍多罹患焦慮症或憂鬱症的風險[23,24]。

玫瑰斑是一個反覆慢性發炎的皮膚疾病,我們可以藉由教育或諮詢,讓玫瑰斑的病人能知道如何照顧自己的皮膚,例如避免日曬、使用防曬品、選用不刺激的保養品,並且避免熱食、辛辣食物與酒精的飲料。我們建議玫瑰斑的病人,如果有焦慮或憂鬱的症狀,可以轉介給精神科醫師進一步評估。

玫瑰斑與癌症及其他疾病的關聯

玫瑰斑是屬於慢性發炎的病兆,有文獻報告過與一些癌症,包括基底細胞癌(Basal cell carcinoma)、非惡性黑色素瘤的皮膚癌 (Non-melanoma skin cancer)、甲狀腺癌 (Thyroid cancer)、乳癌 (Breast cancer)、肝癌

（Hepatic cancer）、膠質瘤（Gliomas），可能與玫瑰斑有關 [28-31]。不過後續有學者針對台灣全人口的健保資料庫分析，發現玫瑰斑的病人並沒有增加癌症的機會 [32]。

雖然玫瑰斑的病人並不會增加癌症風險，不過值得注意的是，反而有些癌症可能會長得像玫瑰斑，需要細心的做鑑別診斷。我們建議在玫瑰斑的病人，只需要照一般人的癌症篩選準則即可。

另外，有一篇論文探討到，玫瑰斑可能與第一型糖尿病（Type I diabetes mellitus）、多發性硬化症（Multiple sclerosis）、類風濕性關節炎（Rheumatoid arthritis）享有共同的基因，因此與這些疾病有較高的相關性 [19]，這些相關可以在後續持續追蹤。

玫瑰斑的形成，與基因、環境因素、免疫因素、皮膚的微菌叢等等都有關，引起皮膚的反覆性發炎，造成皮膚的紅斑、潮紅、丘疹、膿皰等症狀，除了皮膚，也可能影響到身體的其他系統疾病。

玫瑰斑與各種共病之間的關係，確切的致病機轉都還不是十分了解，目前的想法是玫瑰斑與各種疾病之間，並不是真的存在因果關係，而是享有共同的病生理機轉。因此觀察到玫瑰斑的病人，會有一些神經系統疾病、心血管疾病、腸胃道疾病、精神疾病等的共病。

總結醫療文獻的報導，我們認為玫瑰斑與偏頭痛、高血壓、血脂異常、發炎性腸道疾病、焦慮症或憂鬱症等疾病，有較高的關聯性。我們並不需要過度擔心這些共病的問題，而是希望能夠多了解，提供玫瑰斑病人更好的衛教與醫療照護品質。

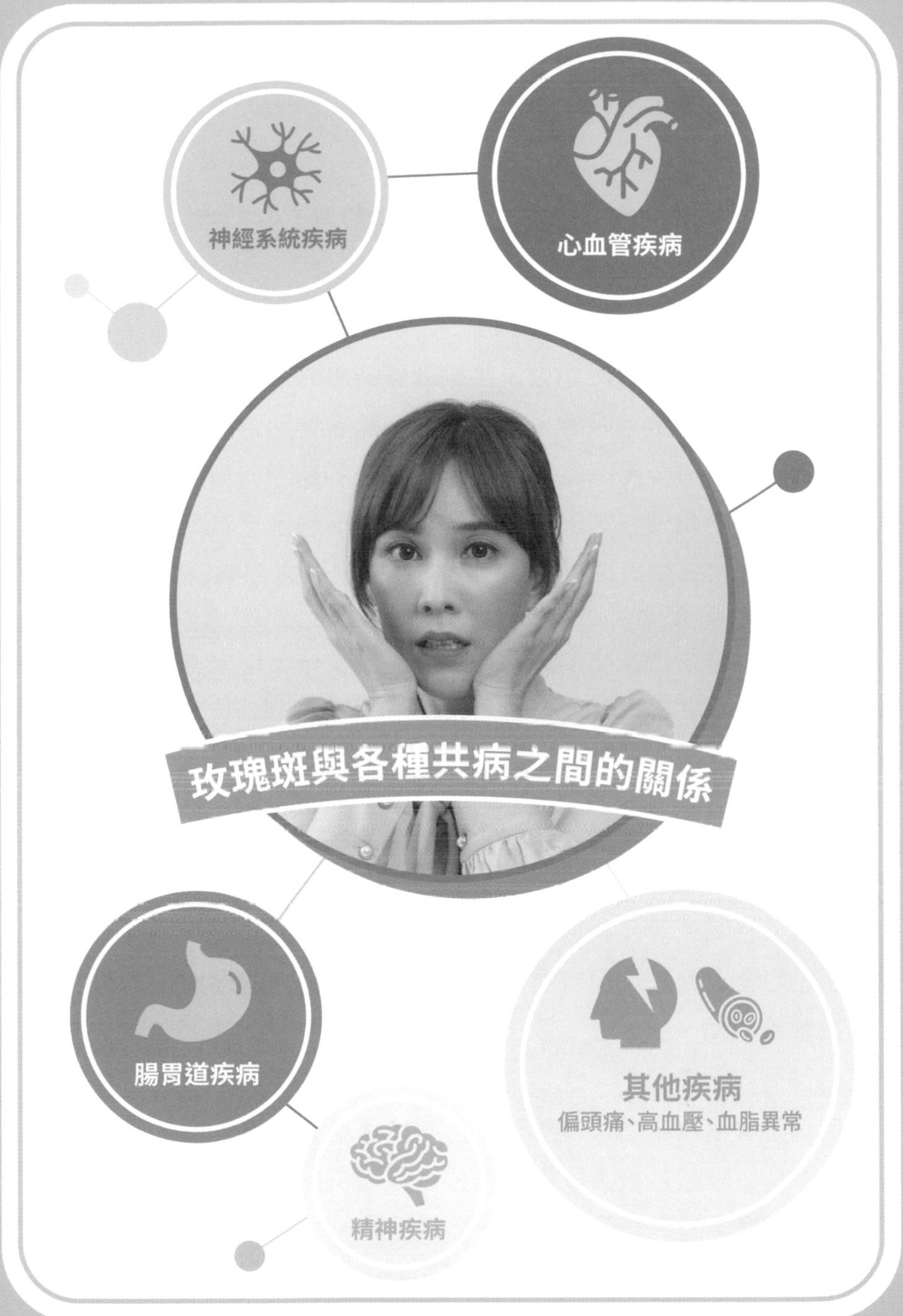
神經系統疾病
心血管疾病
玫瑰斑與各種共病之間的關係
腸胃道疾病
其他疾病
偏頭痛、高血壓、血脂異常
精神疾病

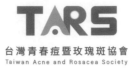

台灣青春痘暨玫瑰斑協會

．．．．．．．．．．．．．．．．．．．．．．．．．．．．．．．．．．

　　台灣青春痘暨玫瑰斑協會是由玫瑰斑病患的家屬，自發性發起的全國性之社會公益慈善組織，本會身為台灣非營利組織的一員，成立目的即致力於推展全民認識青春痘 & 玫瑰斑的醫療教育。本會除了提供民眾的醫療諮詢等各項服務之外，也逐步促請台灣教育界、醫療界進行更多有關青春痘玫瑰斑疾病治療與預防醫學之相關研究。

　　此外，本會秉持疾病衛教宣導理念，期使每一位受青春痘、玫瑰斑所苦的民眾都能享有健全的醫療照護環境。

．．．．．．．．．．．．．．．．．．．．．．．．．．．．．．．．．．

▌成立緣起

　　有鑑於台灣社會長期對青春痘、玫瑰斑疾病的誤解，同時缺乏一個真正全心全力為病友全方位醫療照護配套而努力的機構，本會由發起人在醫療機構、網路上、病友間熱心群起號召下，並於 2021 年由邱品齊醫師號召與努力下創立本協會，並於 2022 年開始推動青春痘及玫瑰斑正確治療訊息，展望未來，秉持著為廣大患者提供正確治療資訊為宗旨，喚起社會大眾對青春痘、玫瑰斑的重視，期望未來有更多贊同我們理念的伙伴們加入此一社福組織。

▎本會使命與理念

宣導台灣青春痘與玫瑰斑衛教資訊，提供醫療上的諮詢與協助，並架構民眾聯繫管道，為民眾的健康與福祉而努力。

一、**民眾衛教**：推廣國人對青春痘與玫瑰斑的疾病認知，協助民眾了解在治療過程中的衛教資訊，並建構青春痘與玫瑰斑衛教宣導第一管道。

二、**醫療教育**：落實對民眾皮膚疾病的關懷服務，整合醫療知識與全省皮膚專科醫療院所建立互連平台。

三、**權益發聲**：推動青春痘與玫瑰斑的相關福利政策，喚醒民眾與醫師對此皮膚疾病的重視，並提升對健康管理的自覺性。協助醫療院所持續引入最新治療，達成與國際最新青春痘與玫瑰斑醫療研發水準和資訊同步接軌的目標。

▎台灣青春痘暨玫瑰斑協會

網站：http://www.tars.org.tw
粉絲團：https://www.facebook.com/tars.org

立即掃描 QR Code

🌹 文獻資料 🌹

第 1 章 | Rosacea 相關名稱演進

文獻資料：

1. https://www.rosacea.org/rosacea-review/1996/winter/now-widely-recognized-rosacea-was-first-noted-in-14th-century

2. A Note on the Early History of Rosacea https://journals.sagepub.com/doi/pdf/10.1177/003591573302600401

3. B Cribier. The red face: art, history and medical representations. Ann Dermatol Venereol. 2011;138 Suppl 2:S116-23.

4. 李玉雲（J. Yu-Yun Lee）. 玫瑰斑（酒渣 Rosacea）：臨床診斷、致病機轉及治療之探討 (Rosacea: Clinical Aspects, Pathogenesis and Treatment). 中華皮膚科醫學雜誌；23 卷 3 期 :P121-130.

5. 台灣青春痘暨玫瑰斑協會（Taiwan Acne and Rosacea Society）; https://tars.org.tw/

第 2 章 | 玫瑰斑最新臨床診斷標準

文獻資料：

1. Wilkin J, Dahl M, Detmar M, et al. Standard classification of rosacea: report of the National Rosacea Society Expert Committee on the Classification and Staging of Rosacea. J Am Acad Dermatol. 2002;46:584-587.

2. Tan J, Almeida L, Bewley A, et al. Updating the diagnosis, classification and assessment of rosacea: recommendations from the global ROSacea COnsensus (ROSCO) panel. Br J Dermatol. 2017;176:431-438.

3. Gallo RL, Granstein RD, Kang S et al. Standard classification and pathophysiology of rosacea: the 2017 update by the National Rosacea Society Expert Committee. J Am Acad Dermatol 2018;78:148–55.

4. Schaller M, Almeida L, Bewley A, Cribier B, Del Rosso J, Dlova N, et al. Recommendations for rosacea diagnosis, classification and management: update from the global ROSacea COnsensus 2019 panel. Br J Dermatol. 2020;182:1269-76.

5. https://www.rosacea.org/rosacea-review/1996/winter/now-widely-recognized-rosacea-was-first-noted-in-14th-century

6. A Note on the Early History of Rosacea https://journals.sagepub.com/doi/pdf/10.1177/003591573302600401

7. B Cribier. The red face: art, history and medical representations. Ann Dermatol Venereol. 2011;138 Suppl 2:S116-23.

8. 李玉雲 (J. Yu-Yun Lee). 玫瑰斑（酒渣 Rosacea）：臨床診斷、致病機轉及治療之探討 (Rosacea: Clinical Aspects, Pathogenesis and Treatment). 中華皮膚科醫學雜誌；23 卷 3 期 :P121-130.

9. 台灣青春痘暨玫瑰斑協會 (Taiwan Acne and Rosacea Society); https://tars.org.tw/

第 6 章 | 玫瑰斑特殊鑑別診斷

縮寫名稱解釋：

Anti-Ro/La: Anti-Extractable Nuclear Antigen Ro/La antibody; Anti-dsDNA: Anti-double stranded DNA antibodies; Anti-Sm: Anti-Smith (Sm) antibody; ESR: erythrocyte sedimentation rate; Jo-1: Anti-Jo-1 antibody; PL-7: Anti-PL-7 anti-threonyl-tRNA synthetase; PL-12: Anti-PL-12 anti-threonyl-tRNA synthetase; Mi-2: Anti-Mi-2 antibody is a type of myositis-specific autoantibody; PM: Anti-PM antibodies; Scl: Anti-Scl antibodies; U1RNP: Anti-U1RNP antibody。

文獻資料：

1. Fanouriakis A, Kostopoulou M, Alunno A, et al 2019 update of the EULAR recommendations for the management of systemic lupus erythematosus. Annals of the Rheumatic Diseases 2019;78:736-745.

2. Callen, J. P. (2000). Dermatomyositis. The Lancet, 355(9197), 53-57.

3. Spergel, J. M., & Paller, A. S. (2003). Atopic dermatitis and the atopic march. Journal of Allergy and Clinical Immunology, 112(6), S118-S127.

4. Reid, J. R., & Wheeler, S. F. (2005). Hyperthyroidism: diagnosis and treatment. American family physician, 72(4), 623-630.

第 12 章 | 玫瑰斑特殊類別：眼部玫瑰斑

文獻資料：

1. J Am Acad Dermatol 2002; 46:584–7.

2. British Journal of Dermatology (2020) 182, pp1269–1276

3. World J Dermatol, 2016;5:109–14.

4. BJO 2016; 100:300-306.

5. Contact Lens and Anterior Eye 41 (2018) 77–82

6. Eye Contact Lens. 2018 Nov;44 Suppl 2:S87-S92.

7. Orbit. 2013 Dec;32(6):370-1

8. Clinical Ophthalmology 2020:14 4469–4482

9. Taiwan J Ophthalmol. 2020 Sep 30;11(2):146-155.

10. Parasitol Res (2009) 105:1623–1628

11. Klin Oczna. 2005;107(1-3):80-2.

12. US Ophthalmic Review, 2017;10(2):113–8

13. Ophthalmology Vol. 112, no 6, June 2005

14. Br J Ophthalmol. 2002 Dec;86(12):1403-7

15. Int Ophthalmol. 2019 Feb;39(2):405-417.

16. Invest Ophthalmol Vis Sci，2005，46:3089-3094.

第 13 章 | 玫瑰斑特殊類別：鼻瘤型玫瑰斑

文獻資料：

1. C. Mikkelsen, T. Huldt-Nystrom. et al. Rosacea: a Clinical Review. Dermatol Reports. 2016 Jun15;8(1):6387.

2. A. Rivero, M. Whitfeld. et al. An update on the treatment of rosacea. Aust Prescr. 2018 Feb;41(1).

3. A harman, M. Goldust et al., Rosacea management: A comprehensive review. Journal of Comsetic Dermatology. 2022 Feb 01. 01 February 2022.

4. Gallo R.L. Granstein R.D. Kang S. et al. Standard classification and pathophysiology of rosacea: the 2017 update by the National Rosacea Society Expert Committee. J Am Acad Dermatol. 2018; 78: 48-155.

5. Plewig G, Melnik B, C. WenChieh. Plewig and Klingman's Acne and Rosacea, Fourth Edition. 2019.

第 13 章 | 玫瑰斑特殊類別：類固醇玫瑰斑

文獻資料：

1. Plewig G, Melnik B, C. WenChieh. Plewig and Klingman's Acne and Rosacea, Fourth Edition. 2019.

2. Bhat Y, Manzoor S, Qayoom S. Steroid-induced rosacea: a clinical study of 200 patients. Indian J Dermatol. 2011 Jan-Feb;56(1):30-32.

3. Ljubojeviae S, Basta-Juzbasiae A, Lipozeneiae J. Steroid dermatitis resembling rosacea:aetiopathogensis and treatment. J Eur Acad Dermatol Venereol. 2002 Mar;16(2)121-6.

第 14 章 | 毛囊蟎蟲與玫瑰斑

文獻資料：

1. Zhao YE, Hu L, Ma JX. Molecular identification of four phenotypes of human Demodex mites (Acari: Demodicidae) based on mitochondrial 16S rDNA. Parasitology research. 2013;112(11):3703-3711.

2. Rather PA, Hassan I. Human demodex mite: the versatile mite of dermatological importance. Indian J Dermatol. 2014;59(1):60-66.

3. Forton FMN. Rosacea, an infectious disease: why rosacea with papulopustules should be considered a demodicosis. A narrative review. J Eur Acad Dermatol Venereol. 2022;36(7):987-1002.

4. Desch C, Nutting WB. Demodex folliculorum (Simon) and D. brevis akbulatova of man: redescription and reevaluation. J Parasitol. 1972;58(1):169-177.

5. Huang HP, Hsu CK, Lee JY. Thumbnail-squeezing method: an effective method for assessing Demodex density in rosacea. J Eur Acad Dermatol Venereol. 2020;34(7):e343-e345.

6. Huang HP, Hsu CK, Lee JY. A new superficial needle-scraping method for assessing Demodex density in papulopustular rosacea. Journal of cosmetic dermatology. 2020;19(4):896-900.

7. Forton FM, De Maertelaer V. Two Consecutive Standardized Skin Surface Biopsies: An Improved Sampling Method to Evaluate Demodex Density as a Diagnostic Tool for Rosacea and Demodicosis. Acta Derm Venereol. 2017;97(2):242-248.

8. Turgut Erdemir A, Gurel MS, Koku Aksu AE, Falay T, Inan Yuksel E, Sarikaya E. Demodex mites in acne rosacea: reflectance confocal microscopic study. Australas J Dermatol. 2017;58(2):e26-e30.

9. Woo YR, Lim JH, Cho DH, Park HJ. Rosacea: Molecular Mechanisms and Management of a Chronic Cutaneous Inflammatory Condition. Int J Mol Sci. 2016;17(9).

10. Sattler EC, Hoffmann VS, Ruzicka T, Braunmühl TV, Berking C. Reflectance confocal microscopy for monitoring the density of Demodex mites in patients with rosacea before and after treatment. Br J Dermatol. 2015;173(1):69-75.

11. Koçak M, Yağli S, Vahapoğlu G, Ekşioğlu M. Permethrin 5% cream versus metronidazole 0.75% gel for the treatment of papulopustular rosacea. A randomized double-blind placebo-controlled study. Dermatology. 2002;205(3):265-270.

12. Taieb A, Ortonne JP, Ruzicka T, et al. Superiority of ivermectin 1% cream over metronidazole 0·75% cream in treating inflammatory lesions of rosacea: a randomized, investigator-blinded trial. Br J Dermatol. 2015;172(4):1103-1110.

13. Taieb A, Khemis A, Ruzicka T, et al. Maintenance of remission following successful treatment of papulopustular rosacea with ivermectin 1% cream vs. metronidazole 0.75% cream: 36-week extension of the ATTRACT randomized study. J Eur Acad Dermatol Venereol. 2016;30(5):829-836.

14. Schaller M, Gonser L, Belge K, et al. Dual anti-inflammatory and anti-parasitic action of topical ivermectin 1% in papulopustular rosacea. J Eur Acad Dermatol Venereol. 2017;31(11):1907-1911.

15. Huang HP, Hsu CK, Lee JY. Rosacea with persistent facial erythema and high Demodex density effectively treated with topical ivermectin alone or combined with oral carvedilol. Dermatologic therapy. 2021;34(2):e14899.

短蠕形蟎蟲，參考文獻：

Huang HP, Hsu CK, Lee JY. Thumbnail-squeezing method: an effective method for assessing Demodex density in rosacea. J Eur Acad Dermatol Venereol. 2020;34(7):e343-e345.

第 15 章 | 玫瑰斑相關共病

文獻資料：

1. Christensen CE, Andersen FS, Wienholtz N, Egeberg A, Thyssen JP, Ashina M. The relationship between migraine and rosacea: Systematic review and meta-analysis. Cephalalgia. 2018 Jun;38(7):1387-1398.

2. Egeberg A, Ashina M, Gaist D, Gislason GH, Thyssen JP. Prevalence and risk of migraine in patients with rosacea: A population-based cohort study. J Am Acad Dermatol. 2017 Mar;76(3):454-458. doi: 10.1016/j.jaad.2016.08.055.

3. Spoendlin J, Voegel JJ, Jick SS, Meier CR. Migraine, triptans, and the risk of developing rosacea: a population-based study within the United Kingdom. J Am Acad Dermatol. 2013 Sep;69(3):399-406. doi: 10.1016/j.jaad.2013.03.027.

4. Egeberg A, Hansen PR, Gislason GH, Thyssen JP. Patients with rosacea have increased risk of dementia. Ann Neurol. 2016;79(6):921–8.

5. Egeberg A, Hansen PR, Gislason GH, Thyssen JP. Exploring the association between rosacea and Parkinson disease. JAMA Neurol. 2016;73(5):529.

6. Mathieu RJ, Guido N, Ibler E, Serrano L, Rangel SM, Schlosser BJ, et al. Rosacea and subsequent diagnosis for Parkinson's disease: a large, urban, single center, US patient population retrospective study. J Eur Acad Dermatol Venereol. 2017;32(4):141–4.

7. Chen Q, Shi X, Tang Y, Wang B, Xie HF, Shi W, Li J. Association between rosacea and cardiometabolic disease: A systematic review and meta-analysis. J Am Acad Dermatol. 2020 Nov;83(5):1331-1340.

8. Tsia TY, Chiang YY, Huang YC. Cardiovascular Risk and Comorbidities in Patients with Rosacea: A Systematic Review and Meta-analysis. Acta Derm Venereol. 2020 Oct 21;100(17):adv00300.

9. Hua TC, Chung PI, Chen YJ, Wu LC, Da Chen Y, Hwang CY, et al. Cardiovascular comorbidities in patients with rosacea: a nationwide case-control study from Taiwan. J Am Acad Dermatol. 2015;73(2):249–54.

10. Rainer BM, Fischer AH, Luz Felipe Da Silva D, Kang S, Chien AL. Rosacea is associated with chronic systemic diseases in a skin severity-dependent manner: results of a case-control study. J Am Acad Dermatol. 2015;73:604–8.

11. Duman N, Ersoy Evans S, Atakan N. Rosacea and cardiovascular risk factors: a case control study. J Eur Acad Dermatol Venereol. 2014;28(9):1165–9.

12. Choi D, Choi S, Choi S, Park SM, Yoon HS. Association of Rosacea With Cardiovascular Disease: A Retrospective Cohort Study. J Am Heart Assoc. 2021 Oct 5;10(19):e020671.

13. Egeberg A, Hansen PR, Gislason GH, Thyssen JP. Assessment of the risk of cardiovascular disease in patients with rosacea. J Am Acad Dermatol. 2016;75(2):336-339.

14. Spoendlin J, Voegel JJ, Jick SS, Meier CR. Antihypertensive drugs and the risk of incident rosacea. Br J Dermatol. 2014;171(1):130–6.

15. Wang F-Y, Chi C-C: Association of rosacea with inflammatory bowel disease: A MOOSE-compliant meta-analysis. Medicine 2019, 98(41).

16. Han J, Liu T, Zhang M, Wang A: The relationship between inflammatory bowel disease and rosacea over the lifespan: a meta-analysis. Clinics and Research in Hepatology and Gastroenterology 2019, 43(4):497-502.

17. Egeberg A, Weinstock L, Thyssen E, Gislason G, Thyssen J: Rosacea and gastrointestinal disorders: a population-based cohort study. British Journal of Dermatology 2017, 176(1):100-106.

18. Wu C-Y, Chang Y-T, Juan C-K, Shieh J-J, Lin Y-P, Liu H-N, Lin J-T, Chen Y-J: Risk of inflammatory bowel disease in patients with rosacea: Results from a nationwide cohort study in Taiwan. Journal of the American Academy of Dermatology 2017, 76(5):911-917.

19. Egeberg A, Hansen PR, Gislason GH, Thyssen JP: Clustering of autoimmune diseases in patients with rosacea. Journal of the American Academy of Dermatology 2016, 74(4):667-672. e661.

20. Jørgensen AH, Egeberg A, Gideonsson R, Weinstock L, Thyssen E, Thyssen J: Rosacea is associated with Helicobacter pylori: a systematic review and meta-analysis. Journal of the European Academy of Dermatology and Venereology 2017, 31(12):2010-2015.

21. Woo YR, Kim HS, Lee SH, Ju HJ, Bae JM, Cho SH, Lee JD: Systemic comorbidities in Korean patients with rosacea: results from a multi-institutional case-control study. Journal of clinical medicine 2020, 9(10):3336.

22. Drago F, De Col E, Agnoletti AF, Schiavetti I, Savarino V, Rebora A, Paolino S, Cozzani E, Parodi A: The role of small intestinal bacterial overgrowth in rosacea: A 3-year follow-up. J Am Acad Dermatol 2016, 75(3):e113-e115.

23. Chang H-C, Huang Y-C, Lien Y-J, Chang Y-S: Association of rosacea with depression and anxiety: A systematic review and meta-analysis. Journal of affective disorders 2021. 2022 Feb 15;299:239-245.

24. Dai R, Lin B, Zhang X, Lou Y, Xu S: Depression and Anxiety in Rosacea Patients: A Systematic Review and Meta-Analysis. Dermatology and therapy 2021, 11(6):2089-2105.

25. Hung CT, Chiang CP, Chung CH, Tsao CH, Chien WC, Wang WM: Risk of psychiatric disorders in rosacea: A nationwide, population-based, cohort study in Taiwan. The Journal of Dermatology 2019, 46(2):110-116.

26. Egeberg A, Hansen PR, Gislason GH, Thyssen JP: Patients with rosacea have increased risk of depression and anxiety disorders: a Danish nationwide cohort study. Dermatology 2016, 232(2):208-213.

27. Spoendlin J, Bichsel F, Voegel J, Jick S, Meier C: The association between psychiatric diseases, psychotropic drugs and the risk of incident rosacea. British Journal of Dermatology 2014, 170(4):878-883.

28. Li WQ, Zhang M, Danby FW, Han J, Qureshi AA. Personal history of rosacea and risk of incident cancer among women in the US. Br J Cancer. 2015 Jul 28;113(3):520-3.

29. Egeberg A, Fowler JF Jr, Gislason GH, Thyssen JP. Rosacea and risk of cancer in Denmark. Cancer Epidemiol. 2017 Apr;47:76-80.

30. Long J, Li J, Yuan X, Tang Y, Deng Z, Xu S, Zhang Y, Xie H. Potential association between rosacea and cancer: A study in a medical center in southern China. J Dermatol. 2019 Jul;46(7):570-576.

31. Egeberg A, Hansen PR, Gislason GH, Thyssen JP. Association of Rosacea With Risk for Glioma in a Danish Nationwide Cohort Study. JAMA Dermatol. 2016 May 1;152(5):541-5.

32. Chang TH, Ho HJ, Chang YT, Li CP, Wu CY, Wu CY. Is rosacea a risk factor for cancer: A population based cohort study in Taiwan. Dermatologica Sinica, 2020, 38(1):15-21.

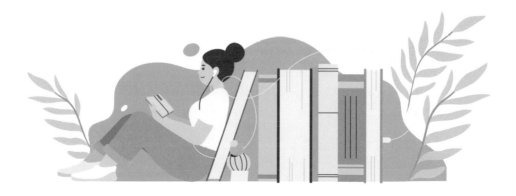

長期臉紅、發癢、起疹子要小心！幸福美膚不能等！！
戰勝玫瑰斑，我的玫瑰人生不再糟

作　　者	邱品齊　總策畫
	許仲瑤　秘書長
	王芳穎、吳貞宜、周宛儀、林政賢、林昱廷
	翁毓菁、陳盈君、陳郁蓁、陳逸勳、游懿聖
	童麗娜、黃幼鳴、黃輝鵬、葉龍坤、蔡秀欣
	鄭惠文、羅棋守
顧　　問	曾文旭
社　　長	王毓芳
編輯統籌	耿文國、黃璽宇
主　　編	吳靜宜
執行主編	潘妍潔
執行編輯	吳芸蓁、吳欣蓉、范筱翎
美術設計	昌語歆
法律顧問	北辰著作權事務所　蕭雄淋律師、幸秋妙律師

初　　版	2023年08月
出　　版	捷徑文化出版事業有限公司——資料夾文化
電　　話	（02）2752-5618
傳　　真	（02）2752-5619

定　　價	新台幣350元／港幣117元
產品內容	1書

總 經 銷	采舍國際有限公司
地　　址	235新北市中和區中山路二段366巷10號3樓
電　　話	（02）8245-8786
傳　　真	（02）8245-8718

港澳地區經銷商	和平圖書有限公司
地　　址	香港柴灣嘉業街12號百樂門大廈17樓
電　　話	（852）2804-6687
傳　　真	（852）2804-6409

▶本書部分圖片由及 freepik 圖庫提供。

捷徑 Book站

現在就上臉書（FACEBOOK）「捷徑BOOK站」並按讚加入粉絲團，
就可享每月不定期新書資訊和粉絲專享小禮物喔！

http://www.facebook.com/royalroadbooks
讀者來函：royalroadbooks@gmail.com

國家圖書館出版品預行編目資料

長期臉紅、發癢、起疹子要小心!幸福美膚不能等!!戰勝玫瑰斑,我的玫瑰人生不再糟 / 許仲瑤, 王芳穎, 吳貞宜, 周宛儀, 林政賢, 林昱廷, 翁毓菁, 陳盈君, 陳郁蓁, 陳逸勳, 游懿聖, 童麗娜, 黃幼鳴, 黃輝鵬, 葉龍坤, 蔡秀欣, 鄭惠文, 羅棋守合著 ; 邱品齊總策畫. -- 初版. -- 臺北市 : 捷徑文化出版事業有限公司——資料夾文化, 2023.08
　面；　公分. -- (醫療保健 ; 33)
ISBN 978-626-7116-40-1(平裝)
1.CST: 皮膚科
415.7　　　　　　　　　　　　112012599